© 2015 Christophe COUPEZ
Edition : BoD - Books on Demand
12/14 rond-point des Champs Elysées
75008 Paris
Imprimé par BoD Books on Demand, Norderstedt, Allemagne
ISBN : 978-2-3220-1324-1
Dépôt légal : janvier 2015

# PERE
## MALGRE TOUT

Par Christophe Coupez

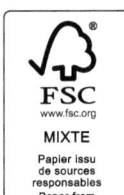

# TABLE DES MATIERES

| | |
|---|---|
| REMERCIEMENTS | 7 |
| INTRODUCTION | 9 |
| SOUVENIRS | 11 |
| L'HEURE DES PROJETS | 19 |
| LE CHOC | 27 |
| L'ESPOIR | 49 |
| VIVRE AVEC LA PMA | 69 |
| AU FIL DES TENTATIVES | 83 |
| QUE DU BONHEUR | 107 |
| LA NAISSANCE TANT ATTENDUE | 121 |
| EPILOGUE | 131 |

# Remerciements

Tant de monde à remercier !

**Mon épouse Agnès**, qui a été tout au long de cette aventure « une mère courage » capable de tout subir pour arriver à devenir maman, tout en restant une merveilleuse épouse pour son mari , qui restera à jamais fort désolé de lui avoir imposé toutes ces épreuves bien malgré lui ;

**Le Docteur Bailly** qui a nous a suivis pendant toutes ces années, et dont le travail assidu et passionné nous a finalement permis d'accueillir Stanislas dans notre foyer, puis sa petite sœur Clémence ;

**Toute l'équipe Procréation Médicalement Assistée (PMA) de l'hôpital de Poissy**, **les médecins gynécologues, biologistes, infirmières et secrétaires**, qui sont les principaux acteurs de cette aventure, pour leur dévouement et leur gentillesse ;

**Le Docteur Jean-Philippe Robert**, médecin biologiste et cousin de mon épouse, qui nous a accompagnés tout au long de notre aventure, et plus particulièrement pendant les grands moments de doute – il est le parrain de notre fils ;

**Le Docteur Munoz**, qui a suivi avec un soin extrême les deux grossesses de mon épouse et qui a également mis nos deux enfants au monde ;

**Stéphanie Freisse**, sage femme, qui a fait le suivi des grossesses et nous a accompagnés jusqu'à la naissance ;

**Les infirmières et opératrices de notre laboratoire et pharmacie** à Rambouillet, chez qui nous avions pris des abonnements longue durée, pour leur accueil et leurs encouragements ;

**Mes deux responsables successifs**, Henri Favreau et Guillaume Foltran pour leur indéfectible soutien tout au long de ces années, et leur souplesse dans l'adaptation de mon planning en fonction des circonstances ;

**Nos amis** qui ont écouté (enduré…) avec patience le récit de nos aventures, et qui nous ont toujours apporté leur soutien.

**Nos compagnons d'infortune & amis proches**, qui ont connu les mêmes difficultés que nous, et qui les connaissent toujours ;

**Elisabeth VILLOUTREIX**, la sœur de mon épouse, pour sa relecture de l'ouvrage, et ses corrections ;

**Nos parents** qui ne nous ont jamais mis la pression, et qui sont aujourd'hui reconnaissants à tout ce petit monde d'avoir contribué à leur donner un petit-fils.

# Introduction

Les problèmes de fertilité touchent de plus en plus de couples. Les raisons sont nombreuses : recul de l'âge moyen de la procréation, pollution, pratiques à risques (tabac, etc).

C'est une maladie pour laquelle il n'y a pas de douleur physique, il n'y a pas forcément de complication médicale, il n'y a pas de risque vital. Rien à voir avec un cancer.

C'est pourtant une blessure profonde qui s'installe dans le couple, une sorte de maladie longue et silencieuse. C'est aussi une maladie honteuse pour ceux qui n'osent pas en parler. C'est une épreuve qui est de nature à modifier l'équilibre d'un couple, jusqu'à le briser. Pour d'autres, c'est juste un contretemps.

Il n'y a pas si longtemps, c'était aussi une maladie qui ne se traitait pas. Mais depuis quelques dizaines d'années, la médecine a fait dans ce domaine des progrès qui tiennent tout simplement du miracle. Les médecins peuvent aujourd'hui donner un sérieux coup de main à la nature, et permettre à des couples à priori condamnés d'avoir la chance de connaître les joies de la famille. La PMA – Procréation Médicalement Assistée -, devient aujourd'hui pour beaucoup, la seule et dernière issue.

Mais quand on pense problème de fertilité, on pense d'abord à la femme. De tout temps, c'est elle qui fut accusée ne pas avoir le ventre assez fécond pour donner naissance à un enfant. Ce crime était souvent puni par une répudiation.

Encore aujourd'hui, nombre de médecins font subir toute une batterie de tests médicaux à l'épouse, avant de découvrir un an plus tard que c'était tout simplement du mari que venait le problème. Pourtant, dans un tiers des cas, c'est l'homme qui souffre de stérilité. Pour un autre tiers, c'est la femme, et pour le dernier tiers, ce sont les deux !

J'ai vu plusieurs livres écrits par de jeunes femmes : elles y racontent leur aventure en PMA, toute la démarche, leur souffrance, leurs joies et leurs peines. Mais, sauf erreur de ma part, je n'ai pas encore vu de livre écrit par un homme confronté à ce problème.

Il y a peut être plusieurs raisons à cela. La première est que la stérilité d'un homme est un sujet tabou, parce qu'elle remet tout simplement en cause sa virilité. La seconde, est que le mécanisme de désir de l'enfant est plus exacerbé chez la femme : sa sensibilité la prédispose plus naturellement à s'épancher dans un livre. La troisième est sûrement la meilleure : même si c'est de l'homme que vient la stérilité du couple, c'est la femme qui subit 90% des contraintes du traitement médical ! Elle a donc plus de choses à raconter, tout simplement.

Ce dernier point est un des éléments qui m'ont encouragé à écrire ce livre. La stérilité d'un membre d'un couple amène une sorte de culpabilité vis-à-vis du conjoint fertile. Culpabilité qui est aggravée dans le cas de l'homme, puisque c'est la femme qui doit affronter la majeure partie du cursus médical pour pallier à sa propre déficience. Il y a là une sorte d'injustice qu'il me fallait réparer, en rendant hommage au courage de mon épouse.

L'autre raison de l'existence de ce livre, c'est qu'il m'a aidé à réfléchir, tout au long de notre aventure. Ce livre s'est écrit au fil de nos tentatives, de nos joies et de nos peines.

Ensuite, ce livre me paraissait indispensable pour donner espoir à ceux qui, confrontés à notre situation, seraient amenés à le lire. Il n'a pas pour objectif de décourager, ni de noircir plus qu'il ne le faudrait un tableau qui est déjà sombre lorsque l'on apprend la mauvaise nouvelle.

Pour autant, nous n'avons pas voulu cacher les difficultés, ni les coups durs. C'est un récit fidèle des faits qui ont jalonné notre aventure. Mais si vous avez aujourd'hui le livre entre les mains, c'est que cette histoire se finit bien. Dans le cas contraire, ces pages auraient rejoint, dans un tiroir, tous ces projets que nous ne concrétiserons jamais.

Enfin, par ce livre, nous voulions rendre hommage à ces femmes et à ces hommes de la médecine, de la secrétaire au médecin gynécologue ou biologiste qui mettent leur science, leur compétence et énergie au service des couples dont le rêve, quelque fois inaccessible, est simplement de fonder une famille.

# Souvenirs

Je suis originaire du Nord de la France, et plus précisément de Cambrai. Forcément, vous connaissez : les fameuses bêtises ! Qui ne connaît pas ces petits bonbons mentholés qui ont fait connaître la ville partout en France ?

Je suis moi-même un fruit de la science moderne. Lorsque nous étions enfants, ma grande sœur, de sept années plus âgée, résumait très bien la situation. Pour me faire enrager, elle m'appelait « le poulet aux hormones ». C'est que mes parents ont été tenaces sur ce coup-là. Autant ma sœur est arrivée dans ce bas monde à la vitesse de l'éclair avec une ponctualité de cheminot (dix mois après la nuit de noce), autant moi, j'ai pris mon temps. Je me suis fait désirer.

Il aura fallu sept années d'efforts à mes parents pour faire venir le petit second, et ce ne fut pas sans difficulté. Après plusieurs fausses couches, il fallut bien se rendre à l'évidence : l'affaire n'était pas gagnée. Il fallait passer aux grands moyens.

Je bénéficiai alors des premiers progrès de la médecine moderne dans ce domaine. Un gynécologue suivit ma mère, et fit en sorte que son désir de seconde grossesse devint réalité. Des traitements modernes et récents ont été employés, à base d'hormones et de nouveaux médicaments révolutionnaires, dont le fameux Distilbène.

Ce médicament était censé éviter les fausses couches. Mais il provoquait d'affreux effets secondaires chez l'enfant à naître.

Pour les petites filles nées de mères traitées au Distilbène, ce médicament s'avère être un véritable poison : il engendre de terribles malformations congénitales qui les rendent elles-mêmes stériles. Pour les garçons, il n'y a pas encore de preuve d'un quelconque effet, ni dans un sens ni dans l'autre, mais le doute subsiste, et pour certains médecins, il y a forcément eu des conséquences sur la fertilité masculine.

C'est le 23 février 1970 que je mis un pied dans ce monde. Ma mère remercia illico son médecin qui finissait à peine de me sortir de mon petit nid douillet, en lui disant que c'était bien grâce à lui qu'elle avait un si beau garçon. Mon père se permit de préciser qu'il y était aussi pour quelque chose.

Avec le recul et avec les expériences que nous avons vécues ma femme et moi, je mesure mieux le parcours de mes parents pour me faire voir le jour. Le contexte est bien entendu différent : mes parents avaient déjà une fille et ils étaient plus jeunes. Mais sept années de tentative, c'est une épreuve dont je mesure beaucoup mieux la difficulté. Les liens qui ont toujours uni mon père et ma mère expliquent certainement la raison de leur succès. Plutôt que de les séparer, la difficulté les aura certainement soudés. Cela a peut-être contribué à faire de leur couple ce qu'il est aujourd'hui.

Mais ma naissance a fait un autre heureux, et non des moindres: mon grand-père paternel. Il était l'archétype du patriarche des familles du Nord du début du siècle dernier : père de famille nombreuse, égalitaire avec ses enfants, à cheval sur l'éducation, courageux, très courageux, responsable, et surtout… soucieux de la pérennité du nom de la famille.

Mon grand-père avait eu six enfants, deux garçons et quatre filles. L'aîné de la fratrie avait eu deux filles, et ne comptait visiblement pas agrandir la famille : c'était raté de ce côté-là. Les espoirs se sont donc tournés vers mon père. Premier enfant: une fille. Mes parents ayant toujours voulu avoir deux enfants, il y avait donc encore un espoir. Puis la machine s'est grippée, et le moins que l'on puisse dire, c'est que j'ai fait monter le suspense.

A cette époque, point d'échographie. La surprise du sexe était totale, jusqu'à la minute où l'enfant affichait ses attributs au grand jour. Et tout de suite, j'ai marqué mon territoire dès la sortie du ventre de ma mère : j'ai uriné à tout va comme un vrai Manekenpiss. Le crime était signé : un garçon !

Mon grand cousin Jean-Michel avait déjà douze ans à ma naissance. A chacun de mes anniversaires, Jean-Michel me raconte la joie de mon grand-père lorsque je vins au monde. Quant à mon cousin, il était tout étonné de la nouvelle. Il ne savait même pas qu'un bébé allait arriver dans la famille. Est-ce pour cela que le grand cousin me prit sous son aile, et me donna beaucoup de mes meilleurs souvenirs d'enfance ?

Cette enfance, justement… Elle fut des plus heureuses, entouré de mes proches, et surtout de mes deux parents qui ont formé, et forment toujours et plus que jamais un couple uni et soudé. Au fil de mes jeunes années, ils m'ont offert des souvenirs inoubliables : les vacances en camping au bord de l'eau, des Noëls magiques, des anniversaires extraordinaires avec un gâteau au chocolat dont chaque bouchée me ramène encore aujourd'hui à mes jeunes années.

Ils n'ont eu de cesse de m'encourager dans tous les domaines qui me plaisaient : ce fameux train électrique qui fut ma passion pendant des années, ma découverte de l'informatique au temps des pionniers et dont j'allais faire mon métier, ma passion des reliques des deux guerres dont regorgeaient les greniers de mes grands-parents, mon goût pour le bricolage qui valut à mon père, compréhensif au possible, plusieurs belles planches de chêne massacrées…

Tous ces souvenirs m'ont toujours donné envie d'être pour mes futurs enfants ce père formidable que fut le mien pour moi. C'est aussi un besoin très égoïste : celui de revivre la magie de ces moments à travers l'enfant que je pourrais combler autant que je le fus, peut-être pour remercier la Providence qui fut si généreuse à mon égard.

Et puis, il y avait mes grands-parents. Ma mission de transmission du nom de famille a créé entre mon grand-père paternel et moi des liens particuliers, que mon attachement pour mes grands-parents en général n'a fait qu'approfondir. Depuis toujours, je me sens un devoir de mémoire, un devoir de sauvegarde de l'histoire familiale. Un besoin exacerbé peut-être par le désir profond et touchant de mon grand père de voir perpétuer le nom de sa famille au-delà sa propre existence.

Quand j'étais gamin, j'écoutais avec une réelle passion les récits de mes grands-parents, et je prenais des notes. Toutes les personnes âgées ne savent pas raconter. Toutes ne veulent pas tout raconter non plus. Mais lorsqu'une personne âgée a la langue qui se délie, et si en plus, elle sait y mettre le ton et la théâtralité, son récit devient pour n'importe quel enfant une histoire merveilleuse, d'autant plus incroyable qu'elle fait partie de lui.

Aujourd'hui, mon épouse est toujours surprise de me voir si régulièrement plongé dans les souvenirs du passé. Il y a quelques années, j'avais offert à mon oncle, l'aîné de la fratrie, un mini magnétophone. Je l'invitai à raconter ses souvenirs de jeunesse, les souvenirs de mes grands-parents. De ses récits, je fis un livre, l'histoire de mes grands-parents. Je réitérai l'opération du côté maternel. Mon espoir est toujours le même : sauver de l'oubli l'histoire de ma famille, pour la transmettre à mes enfants. Cela me semblait si simple et naturel...

En 1988, le décès de ma grand-mère fut une tragédie pour toute la famille, mais plus encore pour son époux, mon grand-père, qui avait partagé avec elle plus de soixante années. Ils avaient vécu des joies, mais aussi des drames comme ce fameux jour de mai 1940. Ce jour là, en quelques minutes, après un déluge de bombes allemandes sur la gare ferroviaire de Cambrai, ma grand-mère se crut veuve : on lui avait appris le décès de son mari, mort à quelques dizaines de mètres d'elle, sur les quais. Dès le lendemain, elle partit seule sur les routes de l'exode, dans l'espoir de sauver des bombes meurtrières ses quatre enfants. Elle retrouva miraculeusement son mari plusieurs mois plus tard, convalescent à l'hôpital. Des aventures qui soudent un couple pour l'éternité.

Je me souviens d'un instant précis. C'était juste après l'enterrement de ma grand-mère, au cours de la réception qui était donnée dans la maison de mes grands-parents. Chacun essayait d'avoir un mot d'affection pour mon grand-père qui était effondré. J'étais à ses côtés, dans le couloir tandis qu'il parlait à l'un de ses plus vieux amis. Soudain, mon grand-père me saisit le bras, afficha un large sourire presque inapproprié, et avec une énergie inattendue, il me présenta à son ami comme étant celui le dernier de la famille qui pouvait perpétuer le nom de la famille. Il s'était subitement accroché à cette idée comme à une bouée de sauvetage. J'avais alors dix-huit ans. Il décéda à son tour quelques semaines plus tard.

Certainement, mon grand-père ne pouvait imaginer que la pression de cette mission sur mes épaules allait augmenter considérablement au fil des années, jusqu'à ce fameux jour de mai 2006, où elle allait complètement m'écraser. Mais à dix-huit ans, on a la vie devant soi. La priorité n'est pas d'avoir des enfants, mais de veiller à ne pas en faire trop vite.

Sur ce plan, ma vie de jeune étudiant ne m'aura pas trop donné l'occasion d'essaimer à tout va. J'étais plutôt renfermé, timide, et très gauche avec les filles. Mais je me permets de préciser que ça n'a pas toujours été le cas ; à l'âge de quatre ans, j'avais deux fiancées à l'école maternelle. Que voulez-vous : impossible de choisir ! Mon institutrice m'avait d'ailleurs un jour retrouvé sous une table, en train d'embrasser l'une d'elle sur la bouche. A l'époque, une mère d'élève avait dit de moi que j'allais certainement faire un malheur auprès des filles. Mais il faut croire que j'avais simplement mangé mon pain blanc car cette prémonition ne s'est pas vérifiée.

Il faut comprendre qu'à l'adolescence, j'ai eu une maîtresse à temps plein qui monopolisait mes jours et mes nuits : l'informatique. Tout a commencé avec une machine improbable, le Sinclair ZX 81 : une espèce de grosse calculatrice noire branchée sur une télévision noir et blanc, avec un curieux clavier plat en toile cirée. Le tout avec une mémoire vive minuscule : un seul kilo octet (pour rappel un Giga octets = 1 million de kilo octets).

A quatorze ans à peine, je publiais mon premier programme dans un journal spécialisé très connu à l'époque (Hebdogiciel), et encaissais le premier salaire de ma vie. Je réitérai les projets avec autant de succès. Je rêvais d'en faire mon métier, ce que je fis.

Mais un adolescent « geek » qui passe ses soirées et ses week-ends le nez plongé dans des listings de langage BASIC / ASSEMBLEUR, ce n'est pas le prince charmant dont rêvent les adolescentes. Pour cela, j'aurais dû apprendre à jouer de la guitare !

De ce fait, ma première petite amie, je ne l'ai rencontrée qu'à l'âge de vingt-et-un ans, à Lille. Ce n'était pas une passade : nous avons passé près de quatre années ensemble. A cet âge-là, nous passions auprès de nos amis et de notre famille pour un « vieux » couple, solide et stable. C'était un temps lointain, une période pendant laquelle ma principale préoccupation était de ne pas devenir père. Trop jeune, pas prêt, pas sûr de ma compagne. Je me souviens de mes angoisses lorsqu'un «retard» s'annonçait, et de la délivrance une fois l'alerte passée. La vie joue parfois de vilains tours.

En 1994, je partis remplir ma « petite formalité » d'homme et de citoyen: le service militaire[1]. Comme par un fait exprès, l'armée m'éloigna un maximum de ma compagne, en me basant à douze heures de train de mon domicile.

Expliquant au sous- officier chargé des affectations que je vivais en couple dans un appartement à Lille, je me souviens de sa réponse si pleine de bon sens : « *Jeune homme, vous saviez que vous aviez le service militaire à faire : il ne fallait pas vous engager dans un couple* ». Imparable.

Commença alors pour moi une aventure irréelle, proche des épisodes de la fameuse série de la « Quatrième dimension » que j'affectionne tant. Le jeune étudiant fraîchement diplômé que j'étais venait de plonger dans l'univers étrange de l'armée et du service militaire. Je fus tout autant surpris par les militaires chargés de l'encadrement que par les jeunes appelés du contingent. Dans les deux populations, j'y rencontrai des personnages de confiance mais aussi des psychopathes dangereux au comportement inquiétant.

Le premier mois correspondait « aux classes », une période pendant laquelle l'encadrement militaire « cassait » le jeune appelé du contingent pour le rendre le plus docile possible. Une période étrange, au cours de laquelle l'encadrement s'évertuait à nous infantiliser, alors que les enseignants et professeurs d'université avaient passé tant d'années juste avant eux à nous enseigner le contraire : penser par soi-même, être autonome, bref, être adulte.

Ce fut une période difficile mais ô combien instructive, qui m'a permis d'étudier les déviances qui peuvent apparaître chez des personnes chargées d'autorité sur autrui. C'est aussi la période de ma vie où je fus le plus insulté sans jamais pouvoir répliquer.

J'ai pu assister à des évènements extraordinaires, des faits d'arme dignes des Pieds nickelés, et même une rébellion dans le rang des sous-officiers chargés de l'encadrement qui ne supportaient plus l'autorité malsaine d'un officier (aspirant lieutenant) complètement cintré.

---

[1] A lire le récit désopilant de mon service militaire au travers de mon livre « Certificat de bonne conduite » : http://www.servicemilitaire.com

Comme ce fut le cas pour beaucoup d'appelés du contingent, l'éloignement pendant mes dix mois de service aura finalement porté un coup fatal à notre couple. En 1995, à la fin de mes études, nous mettions définitivement un terme à notre relation.

L'année 1996 marqua mon entrée dans la vie professionnelle. Diplômé de MIAGE (Maîtrise d'Informatique Appliquée à la Gestion des Entreprises) et d'un DESS (Diplôme d'Etudes Supérieures Spécialisées) de gestion de projet, j'entrais de plain pied dans la vie active. Je quittais mon Nord natal, ma famille et mes amis pour la région parisienne que je détestais plus que tout et où je ne connaissais personne. Le démarrage d'une carrière est toujours difficile, mais l'isolement complet ne facilite pas les choses.

Moi qui étais plutôt timide et discret, je me retrouvai du jour au lendemain dans le siège social d'un grand groupe français. Je venais de répondre à une offre d'emploi pour un poste d'auditeur en informatique. Un poste plutôt inespéré pour un débutant : l'occasion unique d'apprendre énormément et de découvrir le monde professionnel au travers des métiers du groupe. Mais une profession difficile, qui exige une rigueur de tous les instants, dans un environnement stressant et complexe.

Un matin, je me suis donc retrouvé dans le hall d'entrée du siège du groupe aux dimensions respectables et au sol de marbre. Plus de quinze années plus tard, par un hasard fabuleux, ce hall qui m'avait tant impressionné à mes débuts allait entrer en partie dans l'histoire de mon fils ; nous en reparlerons plus tard.

Pendant mes deux premières années professionnelles, j'étais toujours célibataire. Un peu comme si le destin me faisait patienter, pour finalement me faire rencontrer celle qui devait être ma future épouse. Et cette perle rare, c'est en juillet 1998 que je l'ai rencontrée.

# L'heure des projets

Le 4 juillet 1998, à l'âge de vingt-huit ans, le destin se manifesta à moi sous la forme d'une magnifique jeune personne âgée de vingt-trois ans.

Les circonstances étaient trop belles pour être vraies : nous nous sommes rencontrés le jour du mariage civil d'amis communs, Daphné et Ludovic. Agnès était témoin de la mariée, j'étais témoin du marié et nous ne nous étions jamais encore rencontrés avant ce jour.

Difficile de ne pas tomber dans un romantisme de série rose lorsque j'évoque l'instant où nos regards se sont croisés. Il devait être facile de lire sur mon visage que j'étais déjà sous le charme. De son côté, Agnès se méfiait. Son amie lui avait parlé de mon métier : informaticien. Et je confirme : mon métier n'est pas très vendeur auprès des dames. Les étudiants en informatique qu'Agnès avait croisés pendant ses études ne lui avaient pas laissé un souvenir impérissable.

Pendant le repas, nous nous sommes retrouvés côte à côte, et nous avons parlé sans discontinuer, jusqu'au soir. Nous avons parlé de nos études, de nos projets, des vacances que je venais de passer aux USA, en Arizona. Je lui expliquai fièrement que j'étais abonné à Internet depuis plusieurs semaines. Elle me répondit qu'elle l'était depuis un an.

Une fille connectée depuis un an sur Internet, en 1998 : vous rendez-vous compte ! Que dire de plus pour séduire un informaticien ? Rien d'autre, tout était dit !

Internet a contribué sans nul doute à forger notre couple. Grâce à la messagerie, nous avons pu nous envoyer une quantité incroyable de mails, certainement plusieurs milliers, alors que nous n'étions simplement qu'amis. Au fil du temps, les messages se sont faits plus fréquents, plus longs, plus détaillés. Au fur et à mesure, nous sommes devenus confidents. La messagerie nous permettait de nous dire des choses que nous n'aurions jamais osé dire d'une autre façon.

Quand vint le mariage religieux de nos amis, deux mois plus tard, en août 1998, nous n'étions toujours que de simples amis. Mais nos relations épistolaires fréquentes montraient qu'il y avait anguille sous roche.

A la table d'honneur, des convives discutaient mariage. L'un d'eux se demandait qui allaient être les suivants. On nous demanda, à Agnès et à moi-même si nous étions ceux-là. Un peu gênés, nous avions répondu que nous n'étions pas en couple.

Je me souviens avoir regardé le marié, et lui avoir dit sur le ton de la plaisanterie : « *Pour se marier, il faut trouver d'abord quelqu'un* ». Sans même lever ses yeux de son assiette, Ludovic répliqua : « *Mais tu l'as trouvée, tu le sais bien* ».

De nombreux faisceaux de présomption montraient qu'Agnès et moi allions bientôt devenir plus que de simples amis. C'est ce qui arriva au mois de novembre 1998, à Lille.

Si je prends du temps pour vous raconter notre rencontre et l'histoire de notre couple, c'est bien parce que la force qui nous uni a été essentielle tout au long de notre cycle de PMA. Je suis persuadé que les briques que nous avons posées ensemble, et l'histoire que nous avons eue en commun avant de nous lancer dans cette aventure nous ont permis d'affronter toutes les difficultés auxquelles nous avons été confrontés.

Il faut dire que les épreuves n'ont pas manqué pour tester la solidité de notre couple. Ainsi, la première année de notre relation, Agnès vivait à Lille, et moi à Versailles, en région Parisienne. Nous ne pouvions nous voir que quelques week-ends par mois.

La seconde année, ce fut pire. Agnès est partie enseigner le français aux Etats-Unis, à l'Université du Texas. Quant à moi, j'étais resté à Versailles. Cette année-là, j'ai contribué à la bonne santé financière des compagnies aériennes. En une seule année, je fis cinq allers retours pour lui rendre visite.

A partir de la troisième année, Agnès m'a rejoint en région parisienne dans mon petit studio de trente-cinq mètres carrés. Nous l'avons partagé deux années durant. Un espace confiné qui nécessite une collaboration parfaite, une maîtrise complète de son propre espace vital et de celui du conjoint.

C'est le jour de la Saint Valentin de l'année 2003 que j'ai demandé Agnès en mariage. C'était bien plus qu'une demande en mariage, c'était une invitation à fonder un foyer. Il nous avait semblé en effet inutile de nous marier avant d'être prêts à avoir un enfant. Nous avons assez vu de divorce tout autour de nous, pour nous rappeler qu'un engagement même pris devant Dieu et devant le maire n'aboutit pas toujours à un engagement pour la vie.

Le vrai engagement, c'est l'enfant. Quand les choses tournent mal, il n'y a pas de procédure administrative pour l'effacer. Il restera toute sa vie durant un trait d'union indélébile entre les deux anciens compagnons, qu'ils le veuillent ou non.

Mais avant de fonder un foyer, Agnès souhaitait démarrer sa carrière, avoir une bonne expérience, être bien établie dans son métier. Elle est plus jeune que moi, de cinq années. Lorsque nous nous sommes mariés en 2004, elle n'avait pas encore trente ans, un âge désormais courant pour un premier enfant.

Nous voulions aussi préparer notre nid pour cette famille que nous comptions fonder. Mon beau studio ne s'y prêtait pas vraiment. Une année avant notre mariage, quasiment jour pour jour, nous étions en train de signer l'acte d'achat d'un appartement de 85 mètres carrés dans une ville des Yvelines, dont le cadre verdoyant et les dessertes SNCF nous avaient séduits.

Un an jour pour jour après l'achat de notre appartement, c'était le mariage.

Nous nous sommes mariés dans une cathédrale, celle de Laon. Moi qui suis un amoureux des vieilles pierres et des lieux chargés d'histoire, c'était un rêve inaccessible que d'y célébrer notre union, un rêve rendu possible simplement parce que la cathédrale faisait partie de la paroisse de mes beaux-parents.

Au pied de ce monument plusieurs fois centenaire, dans sa belle robe blanche, Agnès ressemblait à une princesse et moi, par conséquent, à son prince charmant. La sacralité des lieux, les sons des grandes orgues ont fait de cet évènement quelque chose d'inoubliable.

Que ce soit lors du mariage civil, que nous avions célébré en juin 2004, ou pendant le mariage religieux, il est bien entendu question des enfants. C'était un point particulièrement important lors de la cérémonie religieuse, puisque nous avions fait part au prêtre de notre ardente volonté de fonder une famille.

Les phrases que les maires et les prêtres prononcent à ce sujet pendant les célébrations, résonnent d'une toute autre manière lorsque l'on suit un cycle de PMA. Le mariage auquel nous assisterons trois années plus tard en juin 2007, nous aura particulièrement secoués pour cette raison. J'en reparlerai plus tard.

La folle période du mariage passée, les cotillons ramassés, la robe et le costume rangés dans leurs housses, la vie de jeunes mariés commençait. Dans la logique des choses, en suivant notre plan de vol parfaitement huilé, notre prochain grand projet était un enfant. Tous les feux étaient au vert, le bonheur était parfait et rien ne semblait pouvoir l'entacher. Quelques semaines après le mariage, nous entamions donc l'étape suivante de notre plan de vie savamment calculé. Nous faisions désormais tout ce qu'il fallait pour avoir un enfant.

C'est une période assez euphorique que ces premiers mois de tentatives. Nous n'avions aucun doute sur l'aboutissement de notre projet. Nous n'avions aucun problème de santé particulier, ni aucun trouble physique. Nous ne fumons pas, et ne buvons jamais d'alcool. Nous n'avions eu aucune maladie infantile grave, et nous n'avions jamais rencontré aucun problème particulier. Bref, tout allait pour le mieux dans le meilleur des mondes. C'est donc l'esprit serein que nous avons abordé cette nouvelle étape, armés de toute la confiance du monde.

Nous gardions à l'esprit que des couples pouvaient rencontrer des problèmes, mais comme pour les accidents de voiture, de telles histoires ne peuvent arriver qu'aux autres. Deux ans avant de débuter nos premiers essais, Jean-Philippe, un cousin d'Agnès, nous avait pourtant parlé de ces problèmes de fécondité qui touchaient une population toujours plus grande.

Dans le cadre de ses études de docteur en biologie, il était, précisément à cette époque, interne dans un centre CECOS. Il nous avait raconté les différents cas possibles de stérilité, et se disait véritablement effrayé par le nombre toujours croissant de couples ayant recours à la PMA, la Procréation Médicalement Assistée.

Dans les premiers temps, nous ne pensions pas qu'un tel problème pouvait nous toucher. Au contraire, je me souviens que le premier mois de notre tentative, nous pensions qu'il y avait une réelle chance que cela fonctionne du premier coup. La chance des débutants en quelque sorte. Quelque part, je me disais que ce serait peut-être dommage qu'on parvienne au but si vite ! Cela nous priverait un peu de cette joie des tentatives et du suspense. Un peu comme si la pêche n'avait plus d'intérêt si le poisson mordait à l'hameçon dès que la ligne est plongée à l'eau.

Mais au bout de trois mois, nous nous sommes vite rangés à l'idée que cela n'allait pas être immédiat. Mais qu'importe, nous avions tout notre temps. Chaque fin de cycle, c'était un peu l'excitation du tirage du loto, mais avec l'assurance réconfortante de pouvoir rejouer le mois suivant, en disposant d'un nombre de tickets illimités avec à coup sûr le ticket gagnant quelque part dans le lot.

Après six mois d'essais, nous avions dépassé le délai moyen constaté pour débuter une grossesse. Sans trop nous l'avouer, nous commencions déjà à nous poser quelques questions. C'est à partir de cette époque qu'Agnès a fréquenté les forums d'Internet consacrés à ce sujet, dans l'espoir d'y gratter quelques informations, quelques conseils, … tout simplement dans l'espoir d'être rassurée.

Il y aurait beaucoup à dire sur ces forums. On y trouve de tout : des informations rassurantes lorsque l'on est dans de bonnes dispositions, ou des informations effrayantes lorsqu'on est complètement paniqué. Le risque est l'absence de modération médicale : les informations ne sont pas toujours très fiables. Au moins, y trouve-t-on des femmes (peu d'homme) qui vivent la même chose, et partagent ensemble leur angoisses ou leur bonheur.

Si le sujet est grave, une chose donne à sourire… Comme dans tous les forums, un langage propre se développe. Il est de bon ton de dire par exemple « zozos » au lieu de « spermatozoïdes », et « gygy » au lieu de «gynécologue». On retrouve ce vocabulaire dans des phrases qui ne manquent pas de piquant : « *Mon gygy a dit que les zozos de mon mari sont un peu faiblards !* »

La fréquentation de ces forums montre en tout cas une chose: c'est que le nombre de couples qui souffrent de problèmes de fécondité n'est pas négligeable, et que les souffrances psychiques que ces problèmes engendrent sont réelles et difficiles à vivre.

Plus les mois passaient, et plus les fins de cycle ressemblaient à des sanctions que nous supportions de plus en plus mal.

L'euphorie du début était maintenant bien retombée. La belle dimension spirituelle de l'attente de l'enfant tombait à plat. La hantise de « louper » une occasion en milieu de cycle accroissait la tension. S'il le fallait, nous n'hésitions pas à annuler une visite chez nos parents ou amis pour ne pas manquer le créneau.

Dans ce climat d'échec, il se développe une réelle peur de ne pas avoir de rapport au bon moment, et de louper une occasion de réussir. Est-ce que le jour est bon, est-ce que l'heure est bonne ?

Pour ces raisons, j'aurais tendance à dire que cette période d'incertitude est encore plus dure à vivre que celle vécue au cours du cycle de la PMA, car pendant tout ce temps, les questions et les doutes s'accumulent, sans qu'aucune réponse ne soit apportée. Et chaque mois, il y avait invariablement cette période d'attente et de suspens, sanctionnée par un résultat sans appel en fin de cycle.

Au cours de l'été 2005, comme tous les ans, Agnès et moi sommes allés passer nos trois semaines de congés aux Sables d'Olonne. Cette période estivale est propice aux familles et aux enfants. Et cette année-là, comme par hasard, nous n'avions jamais vu autant de bébés partout autour de nous.

Sur la plage, dans la rue, il y en avait partout, et autant de femmes enceintes que de poussettes. Pour un couple qui ne parvient pas à avoir d'enfant, la vue des enfants des autres ne fait qu'appuyer là où cela fait mal. Ce n'est pas de la jalousie à proprement parler, mais juste un constant rappel des difficultés rencontrées. On se sent alors vieux, privé d'une vie familiale épanouie.

C'est sur la plage, sous le parasol, qu'Agnès et moi avons discuté des actions à mener si la solution ne se débloquait pas. La première action a été d'ordre scientifique : dans le magazine féminin que lisait Agnès se trouvait en pleine page une publicité pour un détecteur d'ovulation. Nous avons donc commencé par acheter cet article, avec le but avéré de «viser juste» en termes de date. L'action n'eut comme seul effet que de nous délester d'une trentaine d'euros.

La seconde action a été de prendre un engagement. Si rien ne se passait d'ici début 2006, nous entamerions une démarche médicale, ne serait-ce que pour vérifier que tout se passait bien pour l'un et pour l'autre. Forts de cet engagement, nous avons terminé notre année 2005 en essayant le plus possible de rester sereins malgré l'échéance qui se rapprochait dangereusement.

# Le choc

Lorsque Agnès et moi nous sommes embrassés à minuit, ce jour de l'an 2006, il n'y avait aucune ambiguïté sur les vœux que nous avions formulés l'un pour l'autre.

L'échéance que nous nous étions fixée venait de sonner et il était temps pour nous de faire appel à la médecine. Pour autant, franchir le pas ne fut pas chose facile. A force de reporter la visite tant redoutée chez le médecin, nous étions déjà en février 2006.

Courant février, tous les signes étaient de nouveau là pour nous donner quelques espoirs. Nous nous sommes mis à rêver, et même à plaisanter sur ce coup du sort que ce serait si nous réussissions à atteindre notre but au moment même où nous avions décidé de consulter.

Echaudée par nos expériences précédentes, Agnès gardait plus la tête sur les épaules que moi. Je me mettais au contraire à rêver au futur, et à imaginer la manière avec laquelle nous pourrions bientôt annoncer la nouvelle à la famille.

Ce fut encore un échec, et à compter de ce jour, nous avons décidé d'agir sans plus tarder.

Au cours du mois de mars, nous sommes allés consulter notre médecin traitant. Cette première démarche était difficile. Tout d'abord, c'était un aveu d'échec. Nous étions arrivés à cette fameuse étape que nous avions identifiée comme dernier recours si rien ne se passait. En allant voir le praticien, nous entérinions la reconnaissance de notre problème.

Cette démarche soulève des émotions profondes : c'est d'abord le stress, causé par la nécessité de devoir évoquer des choses très intimes devant un inconnu, fut-il du corps médical. C'est enfin une peur, celle de la qualité d'écoute du praticien et de la démarche qu'il allait adopter à notre égard.

Nos visites sur les sites Internet médicaux, et même l'expérience d'un couple d'amis confrontés avant nous à ce problème, nous avaient en effet appris que les médecins généralistes n'étaient pas les meilleurs conseillers dans ce domaine. Non seulement certains n'y connaissent finalement pas grand-chose, mais surtout, ils n'ont pas tous la même approche face aux problèmes de fertilité.

Certains sont sensibles à la détresse causée par l'infertilité, d'autres sont plutôt agacés. La faute certainement à des femmes trop exigeantes qui attendent de leur corps un «service» qu'elles ont commandé, et qui n'arrive pas dans l'immédiat. De la même façon qu'on ne supporte plus d'attendre au guichet d'un magasin, après seulement trois mois de tentative, certaines femmes n'hésitent pas à consulter pour faire activer les choses.

Fortes d'une connaissance médicale illusoire et forcément partielle récoltée sur les forums d'Internet et les sites médicaux, certaines candidates à la maternité arrivent chez leur praticien avec l'ébauche d'une ordonnance toute faite, ce qui agace forcément. Lorsque l'horloge biologique sonne, le vacarme brouille la raison.

Etant forcément intéressés par ce sujet, nous avons ainsi découvert des articles de presse surprenants, évoquant des traitements médicaux dispensés principalement aux Etats-Unis, destinés à stimuler l'activité ovarienne, pour réduire le délai de fécondation. Ce n'est pas un traitement de PMA, ni même un traitement médical nécessaire, c'est juste une opération de confort moral, inutile et dangereux, comme certaines femmes sont capables de s'infliger au mépris des risques. Comme pour le Viagra®, certains sites Internet illégaux proposent ce produit à la vente, sans aucune garantie sur le contenu des flacons envoyés.

Pour toutes ces raisons, les médecins généralistes voient avec suspicion ces jeunes femmes en quête de bébé. Dans les premières minutes de l'entretien, il doit vous cataloguer : véritable problème de fertilité ou simple impatience ?

Dans la plupart des cas de toute façon, ils ne prennent pas de risque. Si vous n'avez pas un an d'essais infructueux derrière vous, vous ne retiendrez pas leur attention. Pour certains, c'est même une période probatoire de deux ans qui est réclamée.

Un couple de nos amis, en proie aux mêmes difficultés que nous, a ainsi été recalé par leur médecin traitant. Il leur fallut attendre une année supplémentaire pour faire les premiers examens, reculant du même coup inutilement la découverte d'un problème de fertilité que des premières analyses démontrèrent facilement.

Ne voulant pas prendre de risque, nous avons décidé de consulter le praticien qui remplace, tous les jeudis, notre médecin traitant officiel. Ce remplaçant est en fait une remplaçante. Nous nous sentions plus d'affinité avec elle qu'avec le titulaire du cabinet qui est très certainement compétent, mais d'un abord plus froid. Les couples souffrant d'infertilité recherchent l'empathie, comme un papillon recherche la lumière.

Les minutes passées dans la salle d'attente ont duré une éternité. A cet instant, nous continuions à nous rassurer, en donnant à cette consultation l'aspect d'une simple formalité. Il était simplement question de vérifications, pour montrer que tout allait bien, et que c'était simplement notre futur bébé qui commençait déjà à nous faire tourner en bourrique. L'esprit était à la décontraction forcée et au sourire de façade.

Un élément jouait pour nous : la date de notre mariage. A ce jour, nous étions mariés depuis 19 mois. Partant du principe que nous avions lancé les premières tentatives peu de temps après le mariage, nous avions donc de façon officielle plus d'un an de tentatives derrière nous.

Puis vint notre tour. Le médecin, comme à son habitude, était à notre écoute. Elle nous posa quelques questions sur notre sexualité, sur la régularité des cycles de mon épouse que je comparais en riant à une horloge suisse. A ce stade, il n'était pas possible d'aller plus loin. Elle prit donc son ordonnancier et nous prescrivit un bilan de stérilité, à réaliser dans l'hôpital de notre choix.

Ce bilan de stérilité nous concernait tous les deux : spermogramme pour moi, examen gynécologique et prise de sang pour mon épouse.

Le fait que le bilan nous implique tous les deux vous semble certainement logique : les bébés se font avec une mère, mais aussi avec un père ! Un problème de stérilité chez l'un ou chez l'autre des partenaires (voire chez les deux) peut bloquer le processus.

Et pourtant, tous les médecins n'ont pas ce réflexe. Il arrive encore aujourd'hui, en ce début du 21ième siècle, que des médecins préfèrent explorer la voie de la stérilité féminine, avant d'imaginer une seule seconde que l'Homme, avec un H que je mets ici en majuscule, puisse être en cause. Vieille école, machisme, incompétence ?

Pour certains, c'est certainement un mélange des trois. Ce que j'avance ici n'est en pas en tout cas une légende urbaine: un couple de nos meilleurs amis en ont fait les frais il y a quelques années. Le médecin qu'ils avaient consulté avait prescrit une avalanche d'examens à notre amie, avant de s'apercevoir plusieurs mois plus tard qu'en fait, le problème venait du compagnon.

L'ordonnance en main, il me fallait maintenant prendre les rendez-vous. C'était une autre épreuve, car quelque soit l'hôpital, il faut savoir par quel bout l'aborder pour tomber sur le bon service.

Je ne pouvais appeler qu'en journée. Il me fallait donc contacter l'hôpital pendant mon travail. Lorsque je me sentis prêt, je pris soin de m'isoler dans une pièce fermée, chose qui n'est pas simple dans une entreprise ayant généralisé le travail en plateau ouvert. Je composai le numéro de l'accueil pour demander le service qui pouvait répondre à notre problème.

A chaque intervenant, il fallut expliquer notre problème, parler ouvertement d'un éventuel problème de stérilité, prononcer ce mot de « spermogramme » à de parfaites inconnues qui ne semblaient entendre qu'à moitié ce que je disais, pour la bonne raison que je parlais à voix basse, par discrétion pour mes collègues qui travaillaient de l'autre côté de la fine cloison.

Finalement, je fus aiguillé sur un service qui semblait être le bon. J'expliquai de nouveau à mon interlocutrice que notre médecin traitant nous avait demandé de réaliser un bilan de stérilité, et que j'appelais pour savoir comment nous devions procéder. Incompréhension de l'autre côté de la ligne et agacement évident :

- *Quoi ? Je ne comprends pas ! Un bilan de stérilité ? Lisez-moi l'ordonnance !*

Docilement, je lus l'ordonnance qui ne contenait ni plus ni moins que ces trois mots : « bilan de stérilité ». La personne à l'autre bout de la ligne semblait agacée :

*- Mais enfin, monsieur, ce n'est pas suffisant. Cela ne veut rien dire, « bilan de stérilité ». Il faut retourner voir votre médecin traitant et lui demander de préciser les examens qu'il souhaite réaliser et ensuite, il faudra me la faxer. Je ne peux pas prendre rendez-vous tant que je n'ai pas ces éléments.*

Il est difficile d'exprimer l'état d'esprit dans lequel je me trouvais à l'instant précis où je raccrochai mon téléphone. J'avais l'impression d'être au pied de l'Himalaya, et qu'à la veille de tenter la grande ascension, je me foulais déjà la cheville sur le premier petit caillou qui se trouvait sur le chemin. Je n'étais pas en colère, j'étais simplement triste. Triste de comprendre que ça n'allait vraiment pas être simple.

Lorsque je fis part à mon épouse des résultats de cette toute première démarche, le soir même, il y avait sur terre deux malheureux, et surtout deux inquiets. Il fallait donc retourner voir notre médecin… Mais pour aller consulter la remplaçante, il fallait être là au bon moment, un jeudi, et à la bonne heure, celle des consultations. Autrement dit, pas facile de trouver la fenêtre de tir dans nos activités professionnelles pour une seconde consultation. Et une consultation pour dire quoi ?

*- Excusez-nous Docteur, mais mon interlocutrice dont je ne sais rien, m'a expliqué que vous étiez une andouille pour nous prescrire juste un bilan de stérilité, sans détailler la liste des examens à réaliser !*

Non vraiment, ça n'allait pas être simple.

Se motiver pour la première consultation n'avait pas été facile. Se motiver pour la seconde, dans ces circonstances, ne le fut pas moins. Il fallut trouver la disponibilité nécessaire, et le courage pour y retourner. Finalement c'est mon épouse Agnès qui s'y colla, plus de trois semaines plus tard. Elle fut reçue par notre praticien qui ne comprenait pas bien :

*- Ils ont dit QUOI ?*

*- Eh bien, qu'un bilan de stérilité, ça ne voulait rien dire, qu'il fallait détailler dans une ordonnance la liste des examens que vous vouliez faire.*

Stupeur chez notre médecin qui reprit son ordonnancier d'un air interloqué et plutôt vexé. Elle écrivit de sa plus belle écriture, et détailla la liste des examens qui constituait le bilan, telle que cette liste devait certainement apparaître dans tous les bons livres de médecine.

C'est muni de cette seconde ordonnance que je pris de nouveau mon courage à deux mains pour m'isoler une seconde fois sur mon lieu de travail et appeler l'hôpital. Je refis le numéro que l'on m'avait communiqué la fois précédente, ce qui m'évita d'exposer notre vie intime à toutes les standardistes de l'établissement. Depuis mon premier appel, un mois venait déjà de s'écouler. Je refis donc un état des lieux de la situation à mon interlocutrice et expliquai l'objet de mon appel :

*- Notre médecin nous a demandé de faire à l'hôpital un bilan de stérilité. J'ai avec moi l'ordonnance détaillée de toute la liste des examens à faire. Je vous la faxe ?*

*- Inutile monsieur, on sait ce qu'est un bilan de stérilité. L'ordonnance n'est pas utile pour prendre rendez-vous avec le gynécologue.*

Pendant deux secondes, je ne sus plus rien dire. Nous venions donc de perdre un mois, pour rien. Je choisis de ne pas relever, et une date fut prise pour un spermogramme pour moi le 17 mai 2006, et une consultation gynécologique pour mon épouse dix jours plus tard. Entre temps, ma femme avait pris les rendez-vous nécessaires pour ses analyses de sang, pour le lendemain du spermogramme, le 18 mai.

Cette expérience me fit prendre conscience qu'en médecine comme dans tous les autres domaines, tout est question de personne. Selon que vous tombez sur des personnes de bonne volonté ou pas, compétentes ou pas, sympathiques ou pas, l'aventure peut prendre une toute autre tournure. Et elle me fit comprendre encore que la secrétaire est la gardienne des clés, et que d'elle dépend la qualité de votre accès aux soins !

Les quelques jours qui ont précédé mon analyse ont été plutôt tendus. Pourtant, le spermogramme n'est une analyse douloureuse. C'est juste humiliant.

Il s'agit ni plus ni moins que de recueillir du sperme par « simple » masturbation. Quelques jours avant la grande date, j'étais allé à l'hôpital chercher le « matériel » nécessaire : lingettes stériles, eau stérile, produit désinfectant, et flacon de prélèvement. Car là-bas, le « prélèvement », comme l'on dit, se fait à la maison. Une aberration pour d'autres médecins pour lesquels la « fraîcheur » du prélèvement ne souffre d'aucun retard dans l'analyse.

Recueillir ce fameux matériel n'avait déjà pas été une mince affaire. Je ne connaissais pas les lieux, j'ai donc du demander mon chemin à l'accueil. Je me présentai à l'hôtesse et, en baissant la voix, lui expliquai que je devais réaliser un spermogramme, et que je venais chercher le matériel nécessaire.

J'étais tombé sur une vedette : elle ne savait pas ce qu'était un spermogramme. J'ai donc dû expliquer, non sans une certaine gêne compréhensible, en quoi cela consistait. Imaginez la scène. Ne sachant toujours pas me répondre, elle me dirigea vers une autre hôtesse. Je dus recommencer les explications, sans plus de succès. Finalement, je pris mon téléphone et appelai la personne qui m'avait donné le rendez-vous, pour qu'elle me guide vers son service.

Je me souviens que le week-end qui a précédé cette fameuse semaine de mai 2006, Agnès et moi étions en balade, au bord d'un étang, dans une forêt attenant à notre ville. Nous étions restés longtemps assis au bord de l'eau. Nous discutions de cette nouvelle étape. J'étais angoissé. Chaque examen médical comporte un risque réel de mauvaise nouvelle. Mon épouse avait essayé de me rassurer. De son côté, elle était persuadée d'être la cause du problème, ce qui n'était pas plus rassurant. Nous eûmes alors un échange que je n'oublierai jamais :

*- Peut-être qu'ils trouveront tout simplement que tes spermatozoïdes ne sont pas très mobiles.*

*- Oui, mais, ... et si ils n'en trouvaient pas du tout ?*

*- Ah ! Tout de suite ! Mais non voyons, il ne faut pas penser au pire !*

Le matin de l'analyse, Agnès s'était levée avant moi. Avant de partir au travail, elle m'avait laissé un mot sur la table pour me souhaiter bon courage. Ma journée allait être la plus éprouvante de ma vie, mais je ne le savais pas encore.

A dix heures, je devais aller déposer mon « prélèvement » à l'hôpital, puis repasser vers 15h00 pour prendre les résultats. Lorsque, à l'heure dite, je déposai mon flacon sur le bureau de la secrétaire médicale, j'avais l'impression de lui confier mon destin. J'ai passé le reste de la journée à tourner en rond. J'étais angoissé comme au jour des résultats du bac !

J'appelai la secrétaire médicale vers 14h50 pour savoir si les résultats étaient prêts, ce qui était le cas. Je pris donc mon blouson, les clés de ma voiture, et partis à vitesse réduite vers l'établissement hospitalier. Je me souviens bien du trajet, de mon chemin, et de tout ce à quoi j'ai pensé sur la route.

Arrivé à destination, je me dirigeai vers le bureau dans lequel j'avais déposé mon prélèvement quelques heures auparavant. Je donnai le coupon qui me permettait de m'identifier, et en échange, la secrétaire me tendit une enveloppe.

Je suis resté debout quelques secondes, l'air un peu perdu. Je m'attendais à être reçu par un médecin, pour commenter les résultats, mais apparemment, rien de tout cela n'était prévu. La secrétaire vit mon embarras :

- *Vous avez une question peut-être ?*

- *Oui... Je vais comprendre ce qui est écrit dans cette enveloppe ? Je veux dire : il n'y a pas besoin d'un médecin pour commenter ?*

Elle eut alors cette assurance que je ne suis pas prêt d'oublier :

- *Ooooh non ! Vous verrez, c'est très clair !*

Je sortis de l'hôpital en essayant de conserver le plus grand calme possible malgré l'enjeu de la situation. Dans ma main, je tenais l'avenir de ma future famille. Arrivé à mon véhicule, je m'y installai, fermai la portière, et me saisis de l'enveloppe. Je l'ouvris, et me mis à en lire les résultats.

Le premier mot que je lus était le mot « normal », mais c'était seulement pour l'un des paramètres de l'analyse. Déjà, je commençais à sourire, c'était plutôt bon signe. Je lus plus attentivement le reste du compte rendu, et face à une rubrique, je lus distinctement : « Absence de spermatozoïde ». En conclusion, il était marqué « Azoospermie ».

A cet instant précis, je n'ai pas du tout paniqué, parce que j'ai réellement cru, pendant dix secondes, qu'il y avait eu erreur sur la personne. J'ouvris donc la portière de la voiture pour retourner voir la secrétaire et lui signifier son erreur. Et puis, je me suis rappelé son petit air narquois et sa grande assurance lorsque je lui avais demandé si le compte rendu était facile à comprendre. Je compris qu'aller la voir n'aurait servi à rien, si ce n'est à me ridiculiser.

Il est difficile d'exprimer avec des mots ce que l'on ressent dans un moment pareil. C'est comme si vous appreniez subitement la mort de tous les enfants que vous rêviez d'avoir. Ce sont des images qui défilent dans la tête. Celles de mon épouse, de mes parents et grands-parents, chaque image illustrant des projets que nous avions faits. Toutes défilaient et disparaissaient, un peu comme dans une cascade de dominos.

Je ne sais plus comment je suis rentré chez moi. Lorsque je me suis retrouvé seul dans notre appartement, je me suis écroulé et j'ai chialé comme un gosse.

Et une question me taraudait : comment annoncer une telle nouvelle à mon épouse ? J'ai tourné en rond, autour de la table de la salle à manger pendant plus d'une heure. Tout se bousculait dans ma tête. Et je ne pouvais pas appeler mon épouse. Elle est professeur de langues dans un institut privé : on ne peut pas la déranger en plein milieu d'un cours. C'est elle qui devait m'appeler à la sortie de classe, avant de prendre son train depuis Paris pour revenir chez nous.

A plusieurs moments, il m'est venu des idées étranges et stupides. Je revoyais notre mariage, ce moment où mon épouse me disait « oui », et je me mis à regretter que ce fût moi à la place du marié. Je me disais qu'il aurait mieux valu qu'elle en ait épousé un autre, quelqu'un « valide ». Je m'en voulais d'être celui qui allait la rendre malheureuse, même si c'était bien involontaire. Le sentiment de culpabilité commençait à m'envahir : cette sensation ne m'a jamais quitté pendant toute la procédure de PMA.

Tous les sentiments se bousculent dans un tel moment. Certes, il faut relativiser : je ne venais pas d'apprendre que j'étais atteint d'un cancer incurable et que j'allais mourir dans d'atroces souffrances. Mais cette nouvelle, et surtout la brutalité de son annonce, changeait beaucoup de choses, en quelques secondes. Notre projet de vie semblait très sérieusement compromis.

Je me mis ensuite à rechercher la signification du mot «azoospermie» sur Internet. Je l'avais finalement trouvée dans l'encyclopédie libre Wikipedia:

« *En médecine, l'azoospermie est une absence totale de spermatozoïdes dans le sperme. Cette azoospermie peut être soit excrétoire (c'est-à-dire due à une obstruction quelconque sur les canaux transportant le sperme) soit sécrétoire (c'est-à-dire due à un problème de formation des spermatozoïdes) au niveau des tubes séminifères. C'est une cause de stérilité.* ».

De liens en liens, je pus trouver quelques sites médicaux qui parlaient du problème, et dans tous, il était question de possibilités de dernier recours. Pour les engager, il fallait une preuve attestée d'azoospermie réelle, preuve que seuls des tests poussés en laboratoire permettaient de donner.

En tout état de cause, même si la situation ne semblait pas encore complètement définitive à ce stade, il était désormais évident que nous devions entrer dès ce jour dans un cycle de procréation médicalement assistée pour réussir à avoir un enfant, s'il ne s'avérait jamais que ce soit possible.

Mais des informations trouvées sur des sites Internet ne me suffisaient pas. J'avais besoin de l'aide d'un médecin pour m'éclairer et me rassurer. Je me rappelai que mon médecin recevait ce mercredi, jusque 16h30. Certes, ce n'était pas le jour de sa remplaçante, celle qui avait lancé notre bilan de stérilité, mais il y avait urgence.

Il était 15h50, je pouvais encore tenter ma chance. J'ai composé le numéro du cabinet : je suis tombé sur lui directement. J'avais une voix d'outre-tombe, et une certaine difficulté à parler sans sanglot, ce qui montrait bien que j'étais en difficulté. Je lui résumai la situation, et lui expliquai que j'avais besoin d'un avis médical urgent, étant donné que je n'en avais pas eu à l'hôpital. Sa réponse me scia les jambes :

- Oh là là ! Non, là, il est trop tard. Passez demain.

« Balancer » sa stérilité au visage d'un homme, sans lui expliquer ni le soutenir, ça me semblait absolument impensable, voir criminel.

Comment aurais-je réagi si toute ma vie reposait sur l'espoir d'être père ? Que se serait-il passé si j'avais été un peu désorienté, fragile, ou en dépression ? Que se serait-il passé si jusque là, j'avais loupé toute ma vie, et que mon dernier espoir était de réussir à devenir père ? Que se serait-il passé si j'étais persuadé à ce moment que mon épouse ne serait pas restée avec moi si je ne pouvais lui donner d'enfant ?

J'étais tellement mal à ce moment là, que je me suis demandé quelques jours après : si j'avais été fragile, aurais-je pu avoir des idées suicidaires sous l'emprise du désespoir ?

Aujourd'hui encore, je ne peux m'empêcher de me poser cette question. De la même manière qu'il est aujourd'hui interdit d'annoncer à une personne sa séropositivité sans un support médical, ne faudrait-il pas faire la même chose pour l'annonce de la stérilité ?

Je décidai d'aller marcher dans le parc qui se trouvait à cinq minutes à pied de notre appartement. J'allais y attendre le coup de fil de mon épouse qui devait m'appeler avant de monter dans son train. Les minutes qui ont précédé son appel ont été interminables. Je répétai dans ma tête ce que j'allais dire, pour être le plus clair possible, sans catastrophisme inutile. Mais le ton n'allait pas y être. A peine arrivé dans le parc, mon téléphone sonna : le prénom de ma femme apparaissait sur l'écran. Je décrochai.

Sa voix était calme. Elle me dit juste « Salut ! Alors ? ». Je me contentai de lui dire qu'on savait maintenant d'où venait le problème, et lui donnai les résultats du test. Elle ne répondit rien pendant quelques secondes, avant de me dire d'une voix calme d'aller l'attendre à la gare : son train arrivait trente minutes plus tard.

Elle m'expliquera plus tard que lorsqu'elle entendit les résultats, le monde s'était arrêté de tourner pendant quelques secondes, ce qui expliquait son silence. Son cerveau s'était comme « figé », lui interdisant toute réaction.

Lorsque nous nous sommes retrouvés sur le quai, nous n'avions pas bonne mine. Nous nous sommes pris la main, et nous sommes dirigés vers notre immeuble, situé à deux pas de la gare. Là, je lui montrai mes résultats d'analyse, et nous nous sommes mis à pleurer, en nous serrant fort dans les bras.

La stérilité n'est pas un cancer. Il n'y a pas mort d'homme, il n'y a pas de complication médicale, du moins dans la plupart des cas. Certains paient pour devenir stériles et s'éviter ainsi la contraception. D'autres ont recours à des IVG. Il faut donc relativiser.

Pourtant, l'annonce de la stérilité, surtout sans l'accompagnement médical nécessaire pour expliquer les solutions possibles, c'est un sacré coup de tonnerre dans le ciel sans nuage d'un couple uni. C'est une tempête qui pourrait faire couler plus d'un couple si les partenaires ne sont pas complètement solidaires.

Lorsqu'un couple s'unit dans le cadre d'un projet de vie, cela intègre souvent le fait d'avoir des enfants. Lorsqu'une stérilité est diagnostiquée chez l'un ou l'autre des deux partenaires, le projet de vie change brutalement. Et peut-être que l'un des partenaires n'aura pas forcément le courage d'affronter la course d'obstacles imposée par la procréation médicalement assistée.

J'en suis aujourd'hui convaincu : l'annonce de la stérilité de l'homme ou de la femme est un test pour le couple. Lorsque les deux partenaires désirent un enfant, et que le couple apprend subitement que l'un des deux n'est pas capable d'en faire, celui qui se trouve lésé pourrait fort mal réagir. Et celui qui est à l'origine de cette stérilité pourrait réagir tout aussi mal.

La stérilité peut devenir un révélateur de l'attachement de chacun pour l'autre. Il n'est pas rare que des couples se brisent, que des compagnes ou des compagnons voient dans l'autre une personne handicapée, et que cela ne leur plaise pas.

Pour certains hommes, une femme stérile, ce n'est plus vraiment une femme : il lui manque cette dimension essentielle de la féminité, celle de l'enfantement et de la maternité. Et pour certaines femmes, un homme stérile n'a plus cette dimension de « puissance » et de virilité. Ce n'est plus un « mâle » au sens propre du terme.

Ou encore plus simplement, comme la stérilité de l'autre met un terme aux projets d'enfant, il faut chercher des solutions. Et quitter son partenaire pour en trouver un autre, c'est une des possibilités. C'est en tout cas pour certains ou certaines une solution bien plus simple que de faire face aux difficultés d'un traitement en PMA ou d'une adoption.

Pour celui qui présente cette stérilité, c'est de toute façon un sérieux coup porté à son identité sexuelle, qu'il s'agisse d'une femme ou d'un homme. Pendant de nombreuses semaines après cette annonce, j'ai ressenti un vrai malaise sur ce sujet. D'un jour à l'autre, la sexualité elle-même perdait presque tout son sens. A quoi cela servait d'avoir des relations, si elles s'avéraient de toute façon stériles, sans mauvais jeu de mots ?

D'où l'importance qu'une telle annonce soit faite par un professionnel de la médecine, qui accompagnera cette révélation de toutes les explications sur les solutions possibles. L'enjeu, c'est d'éviter une dramatisation, et qu'une situation familiale ne dérape en quelques heures pour certains couples fragiles.

Les premières réactions du partenaire qui apprend la stérilité de son compagnon ou de sa compagne sont en tout cas primordiales. Elles resteront gravées dans la mémoire comme sur la pellicule d'un film.

Sur ce plan, mon épouse a été merveilleuse, admirable, formidable. Nous nous sommes tout de suite sentis solidaires dans cette épreuve. Elle s'est voulue aimante, sensible. Face à ma culpabilité exacerbée, elle s'est tout de suite voulue rassurante. Sa réaction restera gravée dans ma mémoire, comme la preuve ultime de son attachement. Cet instant sera pour moi quelque chose dont je me souviendrai, et qui me fera par la suite l'aimer d'avantage.

Nous sommes partis marcher dans le parc voisin. Nous avions besoin d'air, d'espace. Nous avions besoin de parler aussi. Nous ne réagissons pas tous de la même façon face au stress. Moi, j'ai besoin de bouger, de marcher, de m'abrutir de fatigue physique en parcourant des kilomètres s'il le faut. Mais Agnès, c'est plutôt le contraire. Mais ce jour là, elle me suivit dans mes déambulations pédestres, jusqu'à en revenir épuisée.

Nous avons beaucoup parlé pendant cette longue marche. Nous avons aussi observé de longs silences, troublés uniquement par le bruit de nos pas dans le sol. Nous avons parlé des résultats de cette analyse, de l'existence de probables solutions que nous ne connaissions pas encore.

Nous avons maudit l'hôpital de nous avoir flanqué ce résultat à la figure, sans plus d'explication ni de ménagement. Nous avons traité de tous les noms d'oiseau notre médecin traitant, pour nous avoir lâchés dans le pire moment de notre vie. Nous avons aussi essayé de positiver. Après tout, ne valait-il pas mieux savoir d'où venait le problème, plutôt que de continuer à faire nos tentatives qui n'amenaient à rien ? Au moins, nous étions fixés.

Et puis, Agnès a repensé à son cousin. Ce fameux cousin Jean-Philippe qui était en train de terminer ses études de médecin biologiste. Dans le cadre de son internat, il avait travaillé dans un centre spécialisé dans le traitement de la stérilité : peut-être pouvait-il nous aider ? Nous ne voulions pas informer notre famille de notre problème, mais il nous a semblé important de pouvoir nous raccrocher à quelqu'un de proche qui serait à même de nous aider, de nous expliquer, de nous rassurer, et surtout, de nous conseiller.

Le soir même, nous passions un coup de fil à ce fameux cousin. Mon épouse et moi-même étions assis sur lit pendant toute la conversation, en nous tenant la main. Jean-Philippe fut pour nous ce qu'un Saint-Bernard est pour le montagnard perdu en pleine montagne, transi de froid : un sauveur. A aucun moment il n'y eu dans sa voix la moindre hésitation.

Il fut tout d'abord en colère d'apprendre de quelle manière nous avions découvert les résultats. Puis, très vite, il nous fit part de son avis sur la situation. Pour lui, elle n'avait encore rien de définitif. Me ranger définitivement dans la catégorie des azoospermiques, selon lui, était bien prématuré. Il expliquait que pour conclure à une azoospermie, il fallait plusieurs analyses, à plusieurs intervalles, et surtout des moyens technologiques adaptés, tels qu'une centrifugeuse. Or rien n'indiquait que ces moyens avaient été utilisés. Par contre, c'était à présent évident que nous devions entrer dans un cycle de procréation médicalement assistée si nous voulions avoir un enfant. Pas d'autre choix.

Restait ensuite à savoir si nous pouvions bénéficier d'un tel traitement. Pour le moment, les analyses n'étant pas encore faites du côté de mon épouse, j'étais à ce jour le seul problème identifié. Un problème de taille, car sans spermatozoïde, pas de paternité.

La première chose à faire selon lui, était d'abord de trouver dans notre région un centre spécialisé dans le traitement de la stérilité, si possible un CECOS. Il allait se charger de nous trouver le meilleur centre et un nom de médecin à contacter, en faisant appel aux médecins qu'il avait connus en travaillant dans ce milieu.

Puis il nous fit part des étapes qu'il nous restait à parcourir. Plusieurs alternatives s'offraient à nous, dont certaines, comme le don anonyme de sperme, me glaçait le sang.

Au fur et à mesure que Jean-Philippe nous énumérait les options possibles, je sentais la main de mon épouse serrer la mienne de plus en plus fort. Le sourire lui revenait, et l'espoir avec.

Lorsque nous avons raccroché, non sans avoir remercié mille fois ce sauveur tombé du ciel, nous avions retrouvé l'espoir. Nous avons alors décidé de prendre cette épreuve comme un simple contretemps : nous aurons un enfant en fin de compte, quelque soit le moyen, mais ce serait « simplement » plus difficile que prévu. Et en conclusion de notre discussion, nous nous le sommes jurés : Jean-Philippe sera le parrain du bébé.

Paradoxalement, nous avons bien dormi la nuit qui suivit. Et pour cause, nous avions pris les quelques somnifères qui nous restaient d'un précédent traitement.

C'était nécessaire, car une dure journée nous attendait dès le lendemain. Au programme : le matin, prise de sang pour Agnès, puis journée de travail « comme si de rien n'était », et en fin d'après midi, visite chez notre médecin traitant, pour avoir ses explications et son avis.

Dès 7h00 du matin, mon épouse et moi-même étions au laboratoire d'analyse qui se trouvait à deux pas de notre immeuble. Agnès y avait pris rendez-vous plusieurs jours auparavant pour réaliser les prises de sang demandées par le médecin traitant. Les conditions étaient bien entendu très particulières. Si nous n'avions pas eu de problème pour nous endormir grâce aux somnifères, le réveil fut plus difficile. Nous avions tous les deux l'impression de nous réveiller en plein cauchemar.

J'accompagnai mon épouse au laboratoire. L'analyse qu'elle devait faire nécessitait qu'elle reste allongée et immobile pendant une vingtaine de minutes, avant la prise de sang. L'infirmière nous fit entrer dans un box, où Agnès put s'allonger sur une couchette.

Nous sommes restés ainsi pendant les vingt minutes d'attente, à nous serrer la main, et à nous regarder, sans dire un mot. Nos regards en disaient longs sur notre état d'esprit. Après la journée que nous venions de vivre la veille, cet examen était celui de trop. Mais cela préfigurait le cycle de PMA, qui nécessite de vivre chaque examen les uns après les autres, en essayant le moins possible de réfléchir.

Tandis que nous attendions, une jeune femme entra dans le box voisin pour une prise de sang. Nous pouvions tout entendre très distinctement : une fine cloison de bois purement symbolique séparait nos deux box. Pour notre malheur, il fallut que cette femme soit venue pour une prise de sang de confirmation de grossesse. Les deux femmes en parlaient entre elles :

- *Ah ! Vous êtes enceinte ? Félicitations ! C'est votre premier enfant ?*

- *Oh non, c'est le troisième !*

- *C'est la routine alors ?*

- *Oui, je commence à connaître la musique.*

Les deux femmes ne pouvaient imaginer que leur conversation pouvait blesser quelqu'un. Pourtant, derrière la fine cloison, un couple essayait de cacher des sanglots. Nous étions dans les bras l'un de l'autre en nous jurant qu'un jour, ce serait notre tour.

La prise de sang faite, nous avons pris notre train pour partir travailler, comme tous les matins. Nous avions la chance de pouvoir prendre la même ligne, à la même heure. Je descendais au premier arrêt pour prendre un bus qui me conduisait au bureau. Agnès, elle, poursuivait jusqu'au terminus : Paris. En tout, notre trajet aller prend à chacun entre 1h00 et 1h30 porte à porte.

Nous avions sous-estimé la difficulté de retourner travailler après une telle journée. Nous avions surtout sous-estimé notre envie de rester ensemble ces premiers jours, pour nous permettre d'avaler, d'accepter, et de parler.

Ce jour-là, je fus bien inutile à mon travail. Tout me semblait futile. Je n'avais de goût à rien. Toute la journée, le mot « absence » (de spermatozoïde) résonnait dans ma tête. Régulièrement, je devais me rendre aux sanitaires pour m'asperger le visage d'eau froide.

J'avais la chance de bien m'entendre avec mon responsable hiérarchique. Je décidai donc de l'informer de mon problème. C'était d'ailleurs mieux ainsi : il était évident que je n'étais pas dans mon assiette.

Je demandai donc une entrevue en privé, dans une salle de réunion. Je lui expliquai qu'on venait de m'annoncer qu'à ce jour, je ne pouvais pas avoir d'enfants. Lui-même père de trois enfants, mon responsable fut sensible à mon problème. Il me fit part de tout son soutien.

Je me suis félicité de lui avoir expliqué. Pendant tout le cycle de la PMA, mon responsable m'aura été d'un soutien sans faille. Pendant mes jours de congés pris dans le cadre de la PMA, il m'arrivait de lui envoyer des SMS pour lui annoncer de bonnes nouvelles. Toujours, il y répondait en nous félicitant pour cette nouvelle étape.

Dans un cycle de PMA, où le couple est en recherche d'empathie et de soutien, ce support venu de ma hiérarchie professionnelle était d'un grand réconfort. Agnès n'en bénéficiait pas autant de son côté, et cela ne l'aidait pas du tout.

Ma journée fut étrange. Je me disais que je n'avais rien à faire là, que je devais plutôt être avec mon épouse. N'importe qui se serait mis en congés maladie, mais mon épouse et moi-même n'avons décidemment pas ce réflexe.

Je partis tôt du travail, pour rejoindre Agnès chez notre médecin traitant. Nous étions un Jeudi : c'était le jour de la remplaçante, celle-ci même qui avait initié notre bilan de stérilité. Nous nous sommes retrouvés dans la salle d'attente. L'attente fut longue. Je gardais avec moi cette fameuse enveloppe qui contenait mes résultats. J'étais impatient d'obtenir l'avis médical que je n'avais pas eu la veille.

Lorsque ce fut notre tour, notre médecin nous invita à entrer dans le cabinet, puis à nous asseoir. Avant que nous n'ayons pu exposer l'objet de notre visite, son téléphone mobile se mit à sonner. Elle nous pria de l'excuser, et répondit. Très rapidement, la conversation que le médecin avait avec son interlocutrice nous mit très mal à l'aise. Il s'agissait d'une de ses patientes qui l'appelait pour l'informer qu'elle venait d'accoucher. Le médecin semblait bien la connaître; elle la félicita vivement pour cette naissance. Pendant quelques minutes encore, elles discutèrent maternité, soins à l'enfant. Puis elle raccrocha son combiné, affichant un sourire magnifique et une joie réelle. Elle nous demanda :

- *Bien, je vous écoute : qu'est ce qui vous amène ?*

Après l'expérience que nous avions vécue au laboratoire le matin même, il nous semblait que le sort s'acharnait sur nous. Pendant tout le temps de la conversation que le médecin avait avec sa patiente, mon épouse et moi étions restés prostrés. Nous faisions de notre mieux pour ne pas retomber en larmes, mais nous étions vraiment « limite ». Je ne pouvais pas vraiment m'expliquer, alors j'ai tendu mon résultat d'analyse, un peu gêné, en disant simplement :

- *C'est comme votre patiente, mais dans le sens inverse*

Le visage du médecin s'est décomposé. Sans l'avoir fait exprès, je pense que je l'ai vraiment mise dans une situation inconfortable. Elle a lu le papier, a dit quelques mots en bredouillant, mais certainement un peu rapidement. Là où j'attendais de l'espoir, elle me parlait stérilité. Là où j'attendais que l'on me parle d'alternatives pour être père, elle me parlait don anonyme de sperme et adoption. Mais nous sentions qu'elle parlait sous le coup de la surprise. Elle ne devait pas s'attendre, après sa conversation devant nous à propos d'une naissance, qu'on lui file sous les yeux les résultats d'une azoospermie.

Rapidement, elle se ressaisit, et nous parla des progrès de la médecine en matière de stérilité. Sans être aussi précise que ne l'avait été le cousin de mon épouse, elle nous confirma que des technologies de pointe avait été développées au cours des dix dernières années. Elle nous confirma également qu'à ce stade, il fallait s'orienter vers un centre spécialisé sur les traitements de la stérilité. Elle nous donna un nom, un hôpital situé à une quarantaine de kilomètres de notre domicile : Poissy.

A la fin de la consultation, je sortis mon chéquier pour régler la consultation, mais le médecin refusa qu'on paie quoique ce soit. Sur son visage, nous pouvions lire de la véritable compassion, ce qui nous mit du baume au coeur, et nous fit peur en même temps.

Ses dernières paroles donnaient une idée de ce qui nous attendait :

*- Je vous souhaite bon courage*

Du courage, il en a fallu. Mais elle avait raison ; la médecine a fait d'étonnants progrès en matière du traitement de la stérilité. Ou plutôt des stérilités, car il y an a différentes formes, pour des causes bien variées.

La stérilité peut toucher autant les hommes que les femmes. Dans un tiers des cas, la stérilité d'un couple provient de la stérilité de l'homme, dans un autre tiers, de celle de la femme, et dans un dernier tiers, des deux partenaires. Dans certains cas, la cause est parfaitement expliquée médicalement, dans d'autres cas, il n'y a aucune cause identifiée.

De nombreux facteurs peuvent engendrer des difficultés de conception. La consommation de tabac augmente le risque de problèmes de fertilité, surtout chez les femmes mais aussi chez les hommes. L'embonpoint est également une source de problème. La pollution, de l'air, de l'eau, de la chaîne alimentaire en général peut générer aussi des risques cachés, que nous ne maîtrisons pas. Il peut aussi y avoir des problèmes de santé : des malformations que l'on découvre, des maladies contractées pendant l'adolescence. Pour les garçons, un simple coup de pied aux bourses reçu pendant une bagarre à l'école, après la puberté, peut engendrer une stérilité.

Au cours de ces dernières années, les médias ont beaucoup parlé de l'aggravation de la stérilité masculine. En quelques dizaines d'années, le nombre moyen de spermatozoïdes dans un éjaculat aurait baissé de moitié. Au final, leur nombre reste très suffisant pour une grossesse, mais l'annonce fait peur.

Quelles sont les raisons de cette détérioration massive ? La pollution directe ou indirecte est en cause. On entend désormais parler de produits chimiques intégrés dans des ustensiles aussi sensibles que les biberons et qui, à terme, ont un rôle direct sur la stérilité future des petits garçons : ce sont par exemple les fameux bisphénols A.

Dans certains pays, la toxicité de ce produit ne fait pas débat. Au Canada par exemple, ce produit est tout simplement interdit. En France, il aura fallu attendre le vote du parlement le 23 juin 2010 pour que la vente de biberons contenant du bisphénol A soit interdite, à compter du 1er janvier 2011.

Mais cette interdiction ne concerne que les biberons. Ce produit n'est toujours pas interdit dans tous les plastiques alimentaires utilisés pour contenir les aliments de nos enfants. Les intérêts industriels ont donc gagné face à la santé de nos bambins. Un comble pour le seul pays qui n'hésite pas à condamner les opérateurs de téléphonie mobile à démonter leurs antennes par principe de précaution.

Au-delà de ces chiffres, des médecins mettent également en cause le recul de la moyenne d'âge des femmes qui ont leur premier enfant. Les femmes cherchent aujourd'hui à asseoir leur carrière, à vivre une vie complète et épanouie de femme avant de vivre leur vie de mère, et c'est bien compréhensible. Mais les problèmes pour avoir un enfant augmentent avec l'âge, il faut juste ne pas l'oublier. Et qui plus est, les femmes sont toujours plus nombreuses à fumer, ce qui ne simplifie pas l'équation.

Au cours de ces quinze dernières années, la médecine a fait des progrès incroyables pour apporter une réponse aux couples en proie à ces difficultés. Aujourd'hui, la fécondation in vitro n'est plus une expérience de laboratoire, c'est bien une opération classique réalisée tous les jours pour des centaines de couples.

Les technologies se sont affinées au fil des années ; il est désormais possible d'injecter un spermatozoïde dans un ovocyte à l'aide d'une micropipette, une opération de précision qui donne de vrais espoirs lorsqu'une femme peut produire des ovocytes, et un homme des spermatozoïdes.

Pour chaque cas personnel, une technique peut être appliquée. Pour chaque stérilité, une solution peut être proposée aux patients. Certaines de ces solutions sont miraculeuses, et permettent au couple d'avoir à l'issue un enfant dont l'homme et la femme seront génétiquement les parents. Dans d'autres cas, il faut passer par une solution de don de spermatozoïde ou d'ovocytes. Mais dans cette alternative, l'un des partenaires n'est pas biologiquement le parent de l'enfant, ce qui soulève d'autres problèmes à gérer pour les parents, et plus tard, pour l'enfant.

A cet instant précis, nous n'avions pas encore connaissance de la démarche qui allait nous être proposée. Notre seul guide en la matière restait le cousin de mon épouse, qui allait nous accompagner tout au long de notre aventure.

La machine médicale fait peur parce qu'elle est complexe et impénétrable. Mais elle nous semblait pleine d'espoir, et nous redonnait confiance en l'avenir. Notre volonté de devenir parents surpassait cette peur : nous nous sommes donc plongés sans tarder dans cette aventure, sans encore bien comprendre où elle allait nous mener.

# L'espoir

Mon épouse et moi avons de la chance : nous n'avons jamais eu de grave problème de santé. Mis à part quelques petites douleurs de temps en temps, migraines ou maux de dos, rien à signaler.

Jamais malades, jamais absents du travail non plus : en plus de douze années de carrière, j'ai juste une demi-journée d'arrêt maladie à déplorer. Quant à l'hôpital, pour tous les deux, les dernières interventions chirurgicales remontent à l'enfance ou à l'adolescence. Tout cela pour dire que nous ne sommes pas de grands clients du monde médical, et que l'hôpital est pour nous un univers très inhabituel.

Voici le grand paradoxe de la PMA : du jour au lendemain, le monde médical entre avec fracas dans votre vie. Les consultations, les analyses, les prises de sang, les échographies, les examens, les injections et même les interventions chirurgicales vont rythmer votre quotidien, pendant des mois, pendant des années. Et tout ceci alors que vous étiez jusque-là très certainement en parfaite santé.

Pire encore, si la stérilité du couple est imputable uniquement à l'homme, c'est de toute façon la femme qui va principalement subir les efforts de la médecine, même si elle ne souffre elle-même d'aucun problème de stérilité.

Quelques jours après avoir appris la nouvelle, une amie d'Agnès nous envoya un lien Internet. Ce lien pointait un enregistrement vidéo d'une émission intitulée « Les maternelles », diffusée sur France 5 chaque matin du lundi au vendredi.

C'est une émission que mon épouse aime particulièrement regarder. On y traite de tous les sujets ayant un rapport direct ou indirect avec les bébés et les enfants.

L'émission avait été diffusée juste la semaine précédente. Sur le plateau, trois hommes évoquaient leur stérilité. Ces hommes décrivaient leurs réactions lorsqu'ils apprirent leur état. Je m'y reconnaissais complètement.

L'un d'entre eux expliquait qu'il était azoospermique. En apprenant la nouvelle, il avait pensé quitter son épouse, pour lui donner la chance d'être mère avec un autre. Sa réaction, en plus violente, me rappelait mon sentiment de culpabilité d'avoir épousé Agnès à la place d'un homme « valide » qui lui aurait permis de connaître la maternité.

Lorsqu'il expliqua qu'il avait dû recourir à un don anonyme de sperme pour pouvoir avoir un enfant, je me suis instantanément écroulé, d'une seconde à l'autre. Je ne pouvais me résoudre à cette idée.

Le second cas était, disons, plus « gai ». L'homme était oligospermique : son corps produit des spermatozoïdes, mais en trop faible quantité pour réussir une fécondation de façon naturelle. Grâce à la fécondation in vitro et à l'ICSI, son épouse et lui avaient réussi à voir des jumeaux.

Son médecin lui avait dit qu'avec le nombre de spermatozoïdes trouvé dans son éjaculat, il avait autant de chance de faire un enfant à sa femme de façon naturelle que de gagner au loto. Ils n'avaient donc jamais pris de contraception. Mais il aurait dû jouer au loto, car il eut un enfant quelques années après, de façon totalement naturelle.

Cette émission tombait à point nommé. Je découvrais grâce à elle que je n'étais pas le seul dans ce cas, et que ceux qui vivaient ce problème ressentaient les mêmes choses que moi. Je vis surtout qu'on pouvait y survivre, et qu'on pouvait presque en rire. Ce fut réellement d'un grand réconfort.

Quelques jours après la nouvelle, le moral remontait légèrement la pente. Jean-Philippe, le cousin de mon épouse, nous avait conseillé le même centre que notre médecin traitant, ce qui était bon signe. Suite à notre appel de détresse, notre cousin ange gardien avait même contacté les médecins avec lesquels il avait travaillé pour nous recommander un médecin. Les choses commençaient à se mettre en place : le moral remontait.

Mais un soir, en rentrant du travail, je découvris Agnès les yeux rougis, visiblement stressée et dépitée. Elle m'expliqua qu'elle avait eu les résultats de ses prises de sang que nous avions fait le lendemain de mon spermogramme. Les résultats n'étaient pas bons. De nombreux résultats n'étaient pas dans la norme établie.

Ce qu'elle ne m'avait pas dit, pour ne pas m'achever plus que je ne l'étais, c'est qu'il était clairement stipulé sur la feuille de résultats que les conditions n'étaient pas réunies pour une PMA. Mais cela, mon épouse s'était bien gardée de me le dire. Elle avait voulu m'épargner.

Nous étions en train de découvrir les joies de la PMA : une succession de bonnes et de mauvaises nouvelles. En l'occurrence, il n'y avait pour le moment que des catastrophes. Une fois de plus, nous avons donc décidé d'appeler le cousin Jean-Philippe pour lui lire les résultats et avoir son avis. Sa réaction nous rassura. En questionnant Agnès sur sa date de début de cycle, il s'aperçut que de nombreuses analyses n'avaient pas été faites à la bonne date par rapport à son cycle. Pire, le laboratoire avait fait plusieurs analyses à deux dates différentes, alors qu'il aurait fallu faire tous ces examens à la même date. La PMA est un métier ; nous commencions à nous en rendre compte.

En résumé, il nous assura donc que les résultats que nous avions entre les mains n'étaient pas crédibles pour un sou, et qu'il fallait désormais nous en remettre exclusivement au professionnel qu'il nous avait recommandé. Encore une fois, Jean-Philippe nous sauva la mise, et redonna à sa cousine un léger sourire, et suffisamment d'énergie pour aborder la suite.

Le 22 mai 2006, j'appelai l'hôpital de Poissy pour prendre rendez-vous. La personne au bout du fil, même si le ton de sa voix était plutôt sec, comprit au ton de la mienne qu'il y avait urgence. Un rendez-vous fut pris pour le 9 juin.

L'hôpital de Poissy est situé à une quarantaine de kilomètres de notre domicile, ce qui, en région parisienne, ne veut rien dire du tout. Selon l'heure à laquelle on quitte notre domicile, et selon les embouteillages, il faut compter entre quarante cinq minutes et une heure trente pour s'y rendre. Et bien entendu, impossible à l'avance l'état du trafic. Ce détail peut vous sembler sans importance à la première lecture : vous allez comprendre dans la suite de notre aventure que tout cela revêt au contraire une importance capitale, et qu'aux difficultés médicales s'ajoutent une multitude de petites difficultés d'apparence anodine.

Ce matin du 9 juin 2007, nous avions donc le premier rendez-vous avec ce médecin spécialisé qui nous avait été recommandé. C'était aussi la première rencontre avec un médecin depuis l'annonce de la mauvaise nouvelle. Ce rendez-vous était tellement important que nous avions décidé de partir plusieurs heures à l'avance, pour être sûrs d'être à l'heure. Arrivés sur place, nous avons garé notre voiture sur le parking encore désert, puis nous sommes allés faire un petit tour à pied autour du centre hospitalier pour attendre l'heure du rendez-vous : nous avions plus d'une heure trente d'avance !

Lorsque nous sommes entrés pour la première fois dans cet hôpital que nous ne connaissions pas, nous devions ressembler à de petits élèves de classe de sixième débarquant dans un grand collège. Nous étions des bleus, obligés de demander à droite et à gauche où nous devions nous rendre, et à qui nous devions nous présenter.

La première étape fut l'enregistrement. Nous nous sommes rendus dans un petit bureau minuscule. Là, une jeune femme aimable nous donna à chacun une carte d'authentification de couleur rose, sur laquelle figuraient nos identités. Mon épouse et moi-même allions par la suite appeler cette carte notre « carte de membre du club », le club PMA.

Il nous fallut ensuite trouver le lieu du rendez-vous.

Nous avons un peu galéré dans les couloirs de l'hôpital qui nous semblaient bien mystérieux. Nous nous sommes retrouvés à la maternité, sans trop savoir ni comment, ni pourquoi. Là, une infirmière nous confirma que nous n'étions pas au bon endroit, avec un sourire discret qui nous fit comprendre que le chemin à parcourir entre la PMA et cette fameuse maternité n'allait pas être si simple. Nous avons finalement réussi à trouver cette fameuse salle d'attente, dans laquelle nous allions attendre notre premier rendez-vous.

Ce n'était pas la salle d'attente du service de PMA, mais celle des visites externes de gynécologie. Il y avait pêle-mêle les femmes enceintes venues faire une échographie de contrôle, des femmes seules ou accompagnées de leur mère, venues consulter pour des problèmes gynécologiques ou encore pour des interruptions de grossesse. Il y avait aussi et surtout les couples venus pour des problèmes de stérilité ; les habitués semblaient décontractés, les nouveaux comme nous, complètement flippés.

Nous avons attendu patiemment notre tour, la peur au ventre. Peur de l'inconnu, stress des débutants. La trouille que ressent ce fameux gosse de sixième dont je parlais tout à l'heure, qui va rencontrer pour la première fois son professeur principal.

Enfin, ce fut notre tour. Un homme se présenta, chemise hawaïenne par ce beau temps de juin 2006. Il nous conduisit dans son bureau : un espace assez réduit et sans charme, qui tranche avec le luxe des bureaux des médecins des séries américaines, Urgences, Grey's Anatomy et autre Docteur House !

La première approche fut franche. Il nous demanda tout de go pourquoi nous venions. Il faut dire qu'il venait de poireauter un bon moment: les patients précédents avaient posé un lapin, et nous, bêtement, nous avions patienté en marchant autour du centre hospitalier pour ne pas nous présenter trop en avance ! Comme seule réponse, je me contentais de lui donner l'enveloppe contenant le résultat de mon premier spermogramme. Il la lut en détail. A priori, ça répondait à la question.

Immédiatement, la machine se mit en marche. Le médecin nous posa les premières questions d'usage pour initier la démarche : les maladies de la petite enfance, les chocs possibles au niveau testiculaire, le tabac, le poids, etc.

Celui qui allait devenir notre médecin sur toute la longueur de notre PMA commença à créer un dossier à notre nom dans le logiciel informatique. Après plusieurs opérations infructueuses, le médecin nous prit à témoin pour décontracter l'atmosphère :

- *Il est con ce logiciel ! Il veut absolument connaître la date d'ovulation de Monsieur ! On va avoir des problèmes pour répondre !*

La consultation s'est terminée par l'édition d'une vingtaine d'ordonnances. Ca n'en finissait plus ! Il y en avait pour tout le monde : pour Agnès et pour moi-même.

Nous allions devoir recommencer toutes les analyses, et c'était tant mieux : prises de sang pour nous deux, et spermogramme pour moi. Il y allait avoir par la suite d'autres analyses, comme une étude génétique, des échographies pour mon épouse et pour moi même, et d'autres examens tout aussi sympathiques.

Nous allions être pris en charge à 100% par la Sécurité sociale. Une chance, plus encore, un miracle, car les traitements sont hors de prix.

Sans parler des prises de sang quasi quotidiennes, ni des échographies à répétition. Sur ce plan, la France est l'Eldorado des couples stériles, même si le nombre de tentatives reste limité.

En sortant de la consultation, nous avons fait le tour des bureaux pour prendre différents rendez-vous : ici pour le spermogramme, là pour les analyses de sang, ici encore pour les analyses génétiques. Nous avions également suivi le conseil de notre médecin qui nous recommandait de prendre un rendez-vous avec la psychologue qui suit les patients traités pour la stérilité.

J'avais l'impression de faire mon « circuit arrivée » comme à la grande époque de mon service militaire. C'est un peu la même ambiance, la même impression : celle d'être perdu, et de découvrir tous ces visages qui allaient être bientôt des visages familiers pendant plusieurs mois. C'est après ces premières prises de rendez-vous que démarra notre grand circuit des premières analyses.

Ce rendez-vous avait confirmé tous les espoirs que nous avait donnés le cousin de mon épouse. Le médecin avait repris toutes les possibilités qui s'offraient à lui pour analyser le problème et y apporter une solution, si tant est que cela soit possible. Nous comprenions maintenant que le cycle de PMA n'est pas un long fleuve tranquille mais plutôt une espèce de course d'obstacles semée d'embûches. La première condition de la réussite, et bien la principale, c'est déjà de ne pas abandonner en route et de garder espoir !

Pour réussir, il faut tout d'abord récupérer des spermatozoïdes chez l'homme, des ovocytes chez la femme, ce qui n'est déjà pas une mince affaire. Ensuite, il faut que le mariage des deux fasse des embryons de bonne qualité et en quantité suffisante pour donner quelques chances, ce qui n'est pas automatique. Et ensuite, il faut que les embryons s'accrochent dans le ventre de la mère pour déclencher une grossesse normale, ce qui est l'étape la plus aléatoire.

A chaque étape son lot de problèmes techniques, de risques d'échec, de doutes et de stress. Et encore, tout ce cycle n'était que le traitement normal ; pour pouvoir en bénéficier, il fallait décrocher son ticket d'entrée, en l'occurrence réussir tous les examens médicaux qui allaient permettre aux médecins d'émettre un avis positif à notre traitement, ou de nous recaler. Pire que passer son bac.

Je me sentais dans la peau de Buzz Aldrin, le second homme qui a mis le pied sur la lune. Dans un documentaire, il expliquait qu'à chaque minute, à chaque nouvelle étape du vol vers la lune, quelque chose pouvait toujours clocher. C'était pareil pour nous: il fallait réussir d'abord tous les tests, et prier pour que tout se passe bien à chaque fois.

Dans notre cas, la toute première chose à faire était de valider le diagnostic qui avait été établi par l'autre hôpital. On me disait «Azoospermique», mais encore fallait-il le vérifier. Et pour cela, il fallait refaire un spermogramme dans leur propre service ; des centrifugeuses allaient être utilisées pour vérifier qu'il n'y avait vraiment aucune trace de spermatozoïde dans le prélèvement, ce qui est la définition même de l'azoospermie. A l'issue de cette étude, deux solutions : soit on trouve quelques spermatozoïdes, soit on n'en trouve vraiment aucun.

Evidemment, la mauvaise nouvelle fut que mon état d'azoospermique était confirmé. Mais même dans cette situation, il y avait encore quelques espoirs. L'absence de spermatozoïdes dans l'éjaculat peut être due à un « simple » problème de tuyauterie. Dans ce cas, une opération chirurgicale peut permettre de récupérer les précieux petits bonhommes directement dans le centre de production. Cela consiste à ouvrir les testicules comme on ouvre des kiwis pour aller y piocher les quelques petits soldats qui permettront une fécondation. Par contre, si à cette étape on ne trouve toujours rien, la messe est dite : la seule solution, c'est le recours à un don anonyme de spermatozoïde ou adopter.

La récupération de quelques spermatozoïdes nous semblait être l'unique condition de la réussite. Une fois ce « matériel génétique » récupéré, il devenait envisageable de les injecter dans un ovocyte de la mère, pour en faire des embryons.

C'est simple à dire comme ça, mais la récupération des ovocytes est la partie la plus difficile. Car si chaque femme produit normalement un ovocyte (ovule) par mois, c'est bien insuffisant pour donner une chance de réussite. Il en faut plus, beaucoup plus.

Pour cela, les femmes sont soumises à un traitement de cheval pour stimuler les ovaires, et leur faire produire non pas un ovocyte, ni deux, mais jusqu'à dix en moyenne. Ces ovocytes sont ensuite récupérés par ponction.

C'est une opération chirurgicale très redoutée par les patientes, qui consiste à prélever les ovocytes à l'aide d'une aiguille qui traverse la paroi utérine. Bref, tout un programme.

Une fois spermatozoïdes et ovocytes récupérés, on passe à la fécondation. Dans le cas de la technique ICSI dont nous avons bénéficiée, le biologiste utilise une micropipette pour choisir les spermatozoïdes les plus beaux et les injecter directement dans chaque ovocyte. Ces ovocytes sont ensuite stockés en étuve, pour permettre leur développement. Plusieurs heures plus tard il est alors possible de compter les premières divisions de cellules : les ovocytes deviennent des embryons.

Chaque embryon a un niveau de qualité bien identifié. Selon des critères savants, certains sont identifiés de type 1 (les plus beaux), 2 ou 3. Des embryons dégénèrent, d'autres se développent toujours plus. Quelques jours après, les embryons survivants ayant montré un bon niveau de développement sont replacés dans l'utérus de la mère.

L'idéal est d'en avoir le plus possible à chaque ponction. Par exemple, lorsque six embryons sont produits, on peut en transférer deux dans l'utérus de la mère quelques jours plus tard, et conserver les quatre autres dans l'azote liquide. Ils sont alors congelés.

Si les deux embryons n'ont pas « accroché » (la nidification n'a pas eu lieu), on peut refaire un transfert deux mois plus tard, et ainsi de suite jusqu'à épuisement du stock. Et avant chaque transfert, la femme doit subir un traitement identique à celui de la ponction, à quelques différences près : examens et analyses régulières habituelles, injections, prises de sang, échographie. Que du bonheur.

Lorsqu'il n'y a plus d'embryon au froid, il faut en fabriquer d'autres. On refait alors une ponction. Seulement, la Sécurité sociale, ce n'est pas non plus le Père Noël. Les coûts des traitements étant prohibitifs, le nombre de ponctions a été limité à quatre. Au-delà, les aspirants parents doivent financer de leur propre denier chaque nouvelle opération.

On comprend donc alors mieux l'enjeu de réussir une ponction, et d'avoir le plus d'embryons possibles pour les transferts : si un couple fait quatre ponctions et récupère à chaque fois six embryons, cela fait 4x3 = 12 transferts de deux embryons au cours de leur traitement PMA.

A l'opposé, si un couple ne parvient à obtenir qu'un ou deux embryons viables à chaque ponction, ils n'ont que quatre transferts à faire, ce qui limite considérablement leurs chances de réussite.

Avec l'expérience, nous savons désormais comment évolue le niveau de stress pendant ces périodes de consultation.

Tout d'abord, il augmente progressivement et considérablement les jours qui précédent un rendez-vous. Ensuite il s'atténue de façon surprenante à la sortie de la consultation, surtout si les résultats sont bons, avant d'augmenter de nouveau au moment de la consultation suivante, et ainsi de suite.

Nous n'avons pas échappé à cette règle. Mais nous étions heureux de découvrir notre médecin et les différents intervenants de la PMA, et parmi eux, les secrétaires qui ont pris nos rendez-vous. Nous avions noté leur gentillesse à notre égard, et c'était une chose importante.

Cela vous semblera certainement ridicule, voire même pathétique, mais l'accueil prend une importance démesurée dans ces circonstances. Rappelez-vous : le couple qui vient consulter recherche l'empathie de ses interlocuteurs.

C'est que la stérilité est un problème très intime. Tellement intime que nous n'en parlions même pas à notre famille. Se dévoiler ainsi à chaque personne que nous rencontrions pour prendre nos rendez-vous, c'était avancer à découvert. L'impression de se présenter à chaque fois nu et désarmé. L'impression aussi que l'interlocuteur a tous les pouvoirs sur votre vie. A chaque fois que nous nous adressons à lui, nous nous donnons à lui. Si on a le sentiment que notre interlocuteur est un crétin qui ne peut pas nous comprendre, qu'il nous prend pour des imbéciles, ou qu'il n'a aucun sentiment, la démarche se transforme en une espèce d'humiliation.

Et on se rend compte que même une « simple secrétaire » tient notre destin entre ses mains : elle peut nous aider, mais elle pourrait aussi nous mettre des bâtons dans les roues, rendre les choses plus difficiles qu'elles ne le sont, ou tout simplement se tromper.

C'est pour toutes ces raisons que découvrir la gentillesse, la rigueur et la compétence de tout le personnel nous retira une crainte, certainement irrationnelle, mais qui était pour nous bien réelle.

Les jours qui ont suivi ce premier rendez-vous ont été difficiles. Nous avions conscience de n'être qu'au départ de notre parcours. Nous n'avions encore à ce jour aucune réponse à cette simple question : est-ce que nous pouvions entamer une démarche de PMA ?

Aujourd'hui, lorsque je repense à cette période, en revoyant toutes les étapes que nous avons franchies depuis, toutes les réponses que nous avons eues, j'en frémis. Non pas parce que ce fut dur sur un plan physique mais parce que les étapes ont été nombreuses, et que nous avons tremblé à chacune d'entre elles.

Nous en avons tremblé parce que nous ne savions pas si nous pourrions avoir un enfant. Mais en ce qui me concerne, à cette crainte s'ajoutait celle d'être à jamais la cause de la stérilité de notre couple si nous ne trouvions pas de solution.

Mes premiers examens commencèrent très tôt. Dès le 21 juin, je me retrouvais de nouveau au centre hospitalier pour une simple prise de sang. Ce premier examen entamait la longue liste des petits retards au bureau ou des demi-jours de congés déposés du jour au lendemain pour me rendre à l'hôpital, tout au long des mois qui allaient suivre. Heureusement, tout au long de ce processus, mon responsable aura été extraordinaire de compréhension, et m'aura facilité la tâche en restant flexible sur mes demandes.

Les infirmières du centre étaient très sympathiques. J'étais arrivé en avance comme à mon accoutumée, et à jeun. Lorsque ce fut mon tour, j'entrai dans le petit bureau dans lequel trônait le « fauteuil » sur lequel je pris place. Mon épouse le sait : je suis un peu sensible. Je n'aime pas l'idée du sang, et même lorsque nous regardons l'une de ces séries télévisées traitant du monde médical, je ferme les yeux et je me bouche les oreilles dès qu'une scène un peu trop sanglante apparaît à l'écran.

Mais cette fois-là, j'étais des plus sereins. Je m'étais déjà fait à l'idée que l'on me charcute les testicules, ce qui était une hypothèse fort probable, alors… une prise de sang, pfou ! Et puis, cette intervention n'est rien face à ce que doivent subir les épouses.

Ce que je n'avais pas envisagé, c'était que pour débuter toutes les analyses préparatoires, l'infirmière allait se transformer en un véritable vampire ! Au début, j'admirais les dessins d'enfant affichés sur les murs pendant que l'infirmière faisait son travail. Je n'avais pas fait attention au nombre d'ampoules de sang qui était pris. Et puis, à force d'entendre les ampoules se suivre, les unes après les autres, je fus un peu inquiet.

Au bout d'un nombre que j'estimais supérieur à neuf ampoules environ, l'infirmière me demanda fort gentiment de lui tenir le coton qu'elle avait posé à l'endroit de la piqûre. J'eus alors juste le temps de dire de façon très digne :

- *Je crois que je m'en vais.*

Rideau noir après cette déclaration qui entrera dans le bêtisier des infirmières. Ensuite, je fis un rêve dont je ne me souviens plus très exactement. Mais je me souviens que dans mon rêve, une voix répétait mon nom : j'ouvris les yeux comme je l'aurais fait en me réveillant un matin et je vis une femme me donner quelques claques. Et là, j'eus cette pensée merveilleuse de pertinence :

- *Qu'est-ce que fout cette femme dans mon lit ?*

Il me fallut quelques secondes pour me réaliser que je n'étais pas dans mon lit, mais à l'hôpital. J'étais vidé, et trempé de sueur de la tête au pied. L'infirmière à qui j'avais ainsi faussé compagnie de la façon la plus pitoyable possible, alla chercher une collègue à la rescousse. A deux, elles arrivèrent à me déloger de mon siège pour me conduire dans une petite salle dans laquelle se trouvait une couchette. Je m'y allongeai comme une lavette, pour prendre quinze minutes de repos. C'était pathétique.

Après avoir recouvré mes esprits, et après mille demandes d'excuses pour le dérangement occasionné, je retrouvai mon véhicule dans lequel m'attendaient trois biscuits que j'avais pris au cas où… Sage idée. Puis je me remis au volant pour prendre l'autoroute, en direction de mon bureau pour une journée trépidante de travail.

En roulant, je repensais à cette scène pitoyable, et je me disais : « *ça commence bien* » !

Le 23 juin 2006, mon épouse et moi-même étions de nouveau sur la route de l'hôpital pour un entretien avec la psychologue. Pour Agnès et pour moi-même, c'était une première. Ni mon épouse ni moi-même n'avions jamais consulté de psychologue pour quelque raison que ce soit.

Nous avions rendez-vous au « centre psychiatrique hospitalier », un nom guère encourageant. La psychologue vint nous chercher en salle d'attente à l'heure dite : nous étions, encore une fois, bien en avance. Elle nous conduisit dans son bureau. La séance débuta.

Nous avons commencé par nous présenter mutuellement : comment nous nous étions rencontrés, depuis combien de temps nous étions mariés. Puis nous avons abordé tous les sujets qui nous tenaient à cœur, comme les conditions dans lesquelles nous avions appris notre problème, cette fameuse mission de transmission que m'avait confiée mon grand-père, les questions encore sans réponses, ma phobie du recours au don anonyme de sperme si cette solution devenait la seule et la dernière, et pour finir, nos parents : fallait-il leur dire quelque chose ?

Cette entrevue nous a fait le plus grand bien. Nous n'avions pas encore eu l'occasion de « déballer » à quiconque l'ensemble des sujets qui nous pesaient sur le cœur. L'écoute de la psychologue nous fut un vrai réconfort. Un second rendez-vous fut pris, après les résultats de notre première batterie de tests, pour faire un premier bilan. Mais nous savions que cette rencontre entrait également dans le processus de décision de l'équipe : si une instabilité était détectée dans notre couple, je doute que ce fut bon pour la suite des évènements.

Le 26 juin, nous entamions la suite des examens. Mon épouse et moi-même sommes retournés une nouvelle fois à l'hôpital pour un rendez-vous avec une généticienne, une prise de sang pour nous deux, et un spermogramme pour moi-même.

Les locaux du centre de PMA se trouvent au sous-sol de l'hôpital, ou plutôt au « rez-de-jardin ». Il nous a fallu un peu de temps au début pour comprendre qu'il fallait descendre les escaliers pour y aller : nous pensions que cet escalier menait à la cave ! La porte d'entrée du centre se trouve au fond d'un grand couloir qui dessert différents locaux qui servent apparemment d'entrepôts. Il y a toujours ici et là quelques palettes chargées de consommables et de produits en attente de rangement. Avouons-le : ce n'est tout de même pas vraiment encourageant.

A chaque fois que nous y allons, je fais remarquer à mon épouse combien il est symbolique de marcher dans ce long couloir qui ne ressemble à rien, pour arriver enfin à la porte d'entrée. La clé de nos projets de vie se trouve pourtant bien là, au bout de ce couloir encombré et sans âme, derrière cette porte sur laquelle il est simplement écrit d'entrer sans frapper !

Salle d'attente et secrétariat de la PMA sont de petites salles étriquées, avec comme seule décoration une gravure ici ou là. Sur les murs des couloirs, des photos de bébés par dizaine, avec beaucoup de jumeaux. Ce sont les trophées de l'équipe. Tous les patients qui viennent ici rêveraient de compléter la collection.

Le personnel contraste avec l'austérité des lieux : la gentillesse est ici une qualité commune à tous les intervenants, depuis la secrétaire qui vous accueille dans son petit bureau encombré de dossier, jusqu'au médecin le plus chevronné. Tout n'est que sourire et attention : une chose rare.

La salle d'attente de la PMA est minuscule : tellement minuscule que bien souvent, les patients doivent attendre dans le couloir, debout ou assis sur des chaises. Cet endroit mériterait qu'un doctorant y consacre une thèse de sociologie.

Car ici, pas d'ambiguïté. Toutes les personnes qui sont là souffrent du même problème : celui de ne pas parvenir à faire un enfant. Certes, les raisons diffèrent selon les couples : stérilité du mari, de la femme, ou des deux. On devine les problèmes pour certains : les femmes corpulentes avec un duvet sur le visage ont toutes les chances d'avoir des problèmes hormonaux. Quant aux autres, mystère.

On y voit toutes sortes de contextes: des couples tristes ou plus gais, des femmes seules, ou accompagnées d'une autre femme : leur mère, leur sœur. On y croise des couples jeunes, des couples plus âgés, des cadres qui travaillent sur leur portable le temps de l'attente, des ouvriers.

Il y a quelque fois des couples accompagnés d'un enfant : ce premier enfant qui fut certainement conçu grâce à la PMA, et qui accompagne ses parents venus lui chercher un petit frère ou une petite sœur. Pour eux, l'ambiance est à la fête : ils savent que ça marche.

Quelque fois, il y a là un homme qui attend, seul. Quand il entend son nom, il sort de la pièce. Dans la salle d'attente, tout le monde sait alors qu'il part se masturber. C'est la fête !

De temps en temps, un médecin arrive, une femme le plus souvent. Souriante, toujours :

- *Y a-t-il des personnes qui viennent pour des échographies ?*

Quelques doigts se lèvent. Et puis :

- *Y a-t-il des personnes qui viennent pour un transfert d'embryons ?*

D'autres doigts se lèvent encore.

Ceux-là sont enviés par les petits débutants que nous étions. Pour nous qui n'en n'étions qu'aux premières analyses, le transfert d'embryons était une étape bien lointaine, et peut-être à jamais inaccessible. Une étape réservée aux « grands » de la PMA, comparé aux « petits » que nous étions alors.

Et puis, ce fut mon nom que j'entendis. C'était l'heure de vérité, ce fameux spermogramme qui allait confirmer ou démentir ce diagnostic d'azoospermie qui nous bouffait la vie depuis plus d'un mois.

Je me levai et fis un clin d'œil à mon épouse qui me souhaita discrètement bon courage. C'est un moment très bizarre que celui où vous quittez cette pièce, dans laquelle se trouve généralement une majorité de femmes. A cet instant précis, toutes ces personnes avec qui vous avez partagé quelques dizaines de minutes d'attente savent plus ou moins que, dans quelques minutes vous allez vous adonner au plaisir le plus solitaire qui soit, et le plus intime aussi.

Une situation troublante pour tout homme qui doit trouver, pour jouer à ce jeu là, une certaine inspiration et tranquillité d'esprit. Dans ces conditions, cette perspective a de quoi vous contrarier. On rêverait alors d'une salle d'attente « pour les hommes », histoire de ne pas rendre ce moment encore plus humiliant qu'il ne l'est. Mais c'est un luxe que l'hôpital ne peut guère s'offrir. Alors, mieux vaut ne pas réfléchir.

Après un rapide entretien avec un médecin, on me conduisit dans un petit cabinet pour que je puisse y faire, comme l'on dit avec tact, « mon prélèvement ». Le médecin me donna les dernières recommandations sur la procédure, comme le lavage intime à l'aide de produit désinfectant et d'eau stérile. Sur la table également, le fameux récipient dans lequel « déposer le prélèvement ». Déjà, l'érotisme est à son comble.

Il finit par ces dernières consignes :

*- Quand vous aurez fini, vous irez à côté de la salle d'attente : vous verrez une sonnette. Vous appuierez sur le bouton, et vous attendrez qu'un opérateur vienne prendre votre prélèvement.*

Le petit cabinet dans lequel je dus opérer prête à sourire. Côté déco, c'est l'ambiance hôpital qui domine, forcément. Nous ne sommes pas non plus chez Madame Claude, avec miroirs au plafond et déco rococo.

Un petit lavabo dans le coin vous permet de faire votre petite toilette, dans le respect des consignes. A droite, une couchette en skaï noir, armature inox, de type « hôpital ». Sur cette couchette, une feuille de papier bleu pour l'hygiène. Vous pouvez vous y allonger si le cœur vous en dit, et si cela vous aide (ça serait étonnant, mais bon, chacun son truc).

En ce qui me concerne, quand je vois cette couchette, j'ai tout de suite l'impression d'être malade : j'imagine les perfusions pendues aux potences. J'évite donc de l'avoir dans mon champ de vision, pour ne pas perdre mes moyens.

En dessous de la couchette, posées négligemment et plus ou moins discrètement, quelques revues que je devine pornographiques, visiblement vieillottes. Mais les revues coquines, voyez-vous, c'est comme les mouchoirs : ça ne se prête pas. Tout comme il ne me viendrait pas à l'idée d'aller me moucher dans le vieux mouchoir d'un inconnu, je ne pourrais jamais me résoudre à feuilleter les pages d'un magazine utilisé par d'autres pour leur « prélèvement ».

Par contre, à chaque fois, je ne peux m'empêcher de m'interroger : qui donc, dans l'équipe de PMA, doit se taper la honte d'aller les acheter ? Peut-être aurai-je un jour la réponse.

A gauche, sur le mur, une affiche montre quelques jolies jeunes femmes : chanteuses, actrices, mais toutes d'un autre âge. J'y reconnais Marilyne Monroe, c'est pour vous dire ! Bref, on sent que l'équipe de PMA joue ici l'équilibriste. L'hôpital n'est pas un lupanar, mais on leur est bien reconnaissant des efforts qui sont faits pour arrondir les angles !

Un point cependant reste à améliorer : l'isolation phonique. Entre le patient et le couloir : une simple porte qui laisse entrer tous les bruits extérieurs. Alors que vous essayez de vous mettre en condition, vous entendez toutes les conversations de ces gens qui prennent un malin plaisir à discuter devant votre porte. Ils vont et viennent : les bruits de pas sont continuels. De votre côté, vous y allez molo, car vous vous dites que si on entend si bien ce qui se passe dans le couloir, l'inverse doit être forcément vrai.

Tenez, une anecdote ! Lors d'un dernier spermogramme, alors que je me concentrais sur mon affaire, une personne eut la malencontreuse idée de dire bien fort, dans le couloir : « il a fini ? ». On ne parlait certainement pas de moi, mais cela a eu pour effet immédiat de faire rentrer l'escargot dans sa coquille.

Alors, voici un secret que je m'apprête à partager avec vous, messieurs qui allez peut-être vivre cette magnifique expérience. Ce secret tient en un mot : « Quiès ® » ! Oui, les fameuses boules, ou plutôt les bouchons antibruit, plus faciles à mettre. Depuis l'aventure de l'escargot, je ne me rends plus à un spermogramme sans en avoir avec moi.

Les secrets s'arrêtent là. Vous me permettrez de jeter un voile pudique sur ma stratégie de motivation. Parce que dans ces conditions, de la motivation, croyez-moi, il faut en avoir.

Lorsque votre affaire est faite, vous n'êtes pas peu fier. Une fois en tenue décente, vous pouvez sortir de votre petit coin d'intimité. Rouge, vous l'êtes : rouge de honte en particulier, mais pas seulement. A la main, vous tenez ce fameux récipient dont la forme est sans équivoque. Au fond du récipient – transparent, bien sûr sinon ça ne serait pas amusant - trône votre « matériel génétique ». Un concentré de plaisir à l'état pur. De la bombe !

Vous voulez êtes discret, vous voulez avoir l'air détendu, super cool, normal. Vous essayez de tenir le récipient dans votre main, de manière à le cacher le plus possible. Mais bon, ce n'est pas encore assez discret. J'ai essayé une fois de le mettre dans la poche de mon veston, avant de me rendre compte que c'était encore plus bizarre. Mon conseil : assumez et portez votre flacon comme on porterait un trophée !

J'arrivai rapidement devant la sonnette. Par un fait exprès, elle se trouve à l'entrée de la salle d'attente, dont la porte est toujours grande ouverte. Les personnes qui étaient assises avaient toutes la tête dans leur magazine. Je misais sur la discrétion pour ne pas attirer leur attention. La sonnette était devant moi : je me disais qu'elle devait être relayée à une lumière dans le labo. J'appuyai sur le bouton en toute confiance.

Patatras, non, c'était bien une sonnette, et qui plus est qui retentit dans ce fameux couloir. Dans mon champ de vision, sans oser vraiment regarder, je vis dans la salle d'attente une dizaine de têtes se tourner vers moi. Je ne savais plus où mettre mon « prélèvement » qui me brûlait autant les doigts que des charbons ardents !

Un laborantin arriva, toujours très sympathique, arborant un grand sourire.

- *Tout s'est bien passé ? me demande-t-il en me prenant mon prélèvement ;*

- *Hein ? Ah ! Euh... Oui oui, répondis-je rouge de honte*

A ce moment là, j'aurais donné cher pour courir me réfugier dans la voiture, mais les festivités n'étaient pas terminées. Il fallut retourner dans cette salle d'attente, dans laquelle m'attendait mon épouse.

Le médecin que nous devions maintenant rencontrer était une généticienne. La séance consistait à établir une « photo » de notre arbre généalogique, pour essayer de déterminer si nous avions des cas de maladie génétique dans l'une des branches familiales. L'examen était bien entendu doublé d'une prise de sang pour détecter les principales maladies génétiques, et éviter ainsi que tous les efforts de la PMA ne débouchent au final sur une naissance non viable.

Chacun notre tour, nous avons parlé de nos parents, nos sœurs, grands-parents, tantes, oncles, cousins, cousines. Devant nous, d'une main experte, le médecin dessinait rapidement l'arbre. Mes origines polonaises l'ont intéressée au plus haut point, pour la simple raison que dans certaines régions de Pologne (comme dans quelques régions françaises), certaines maladies génétiques sont plus répandues qu'ailleurs.

Nous sommes rentrés de cette matinée médicale très fatigués. Nous avions un peu l'impression d'être sortis d'un examen scolaire, et qu'il ne nous restait plus qu'à attendre la note.

En ce qui me concerne, les examens n'étaient pas terminés. Il m'a fallu subir une échographie prostatique et une échographie testiculaire pour essayer de déterminer si mon problème était dû à des ennuis purement mécaniques.

Ceux qui ont déjà subi une échographie prostatique savent de quoi il retourne. Pour les autres, je les invite à chercher sur Internet pour m'éviter de donner trop de détail scabreux. Mais s'il fallait n'en dire qu'un mot, disons que vous appréciez mieux l'exercice si vous êtes gay et pratiquant. Pour l'échographie testiculaire, la séance est folklorique. Mais à l'issue de cet examen, le médecin était plutôt satisfait :

*- Ok, pas de cancer des testicules.*

*- Pourquoi, c'est ce que vous cherchiez ?*

*- Oui, je ne vous l'avais pas dit ? C'est une des causes possibles de votre problème*

Heureusement, il ne m'en avait rien dit.

A l'issue de ces épreuves, nous étions à la veille de nos vacances, et nous avions décidé d'essayer de ne plus y penser. Pour cette raison, j'avais beaucoup insisté auprès du laboratoire pour qu'ils ne nous envoient pas les résultats de mon spermogramme par la poste. Je n'avais aucune envie de revivre l'expérience de l'ouverture de l'enveloppe et de la lecture d'une éventuelle mauvaise nouvelle, seul, et sans accompagnement médical. Je préférais avoir l'information de la bouche même du médecin, au retour de nos congés.

Paradoxalement, nos vacances ont été excellentes. Au sommaire cette année là, un séjour aux Sables d'Olonne, suivi d'un séjour chez nos amis, à la montagne. Repos d'un côté, et randonnée de l'autre : un savant cocktail qui nous a aidés à penser à autre chose.

Pourtant, tout vous rappelle votre état : les poussettes que l'on croise dans la rue, les parents qui se baladent avec leurs enfants. Jusqu'à cet e-mail de mon ami David m'annonçant que sa femme était tombée enceinte et auquel il m'a été absolument impossible de répondre.

Mais les vacances ont une fin ; c'est la mort dans l'âme que nous avons dû rentrer chez nous, avec en ligne de mire ce rendez-vous à l'hôpital pour connaître les résultats de nos tests et analyses.

Nous sommes entrés dans le bureau du médecin avec le sentiment que notre avenir familial allait se jouer dans les quelques minutes qui allaient suivre. Juste avant, j'étais passé au laboratoire récupérer cette fameuse enveloppe qui allait (ou pas) nous donner quelques espoirs.

Je tendis l'enveloppe au médecin en lui expliquant que je ne l'avais pas encore ouverte. Il l'a décachetée devant nous, l'a parcouru rapidement, et a dit :

- *Ah quand même, ils en ont trouvé environ 15 000, avec quelques vaillants : impeccable !*

A ce moment là, une porte s'est ouverte dans notre tête. Mon épouse et moi-même avons affiché un sourire béat. Tout espoir n'était donc pas perdu.

La première analyse qui nous avait enlevé tout espoir n'était donc pas valable. Ou du moins, pas complètement.

Nous sommes sortis de l'hôpital l'espoir chevillé au corps. Nous pensions à ce moment que la bataille était gagnée et qu'il nous restait simplement qu'à faire preuve de patience. Ce moment d'euphorie nous a fait un bien fou. Cela nous a permis de recharger à bloc nos batteries d'énergie.

Et c'était tant mieux, parce qu'évidemment, nous nous trompions : ça n'allait pas être si simple.

# Vivre avec la PMA

La première bataille était gagnée, mais pas la guerre. Nous avions gagné le droit de recourir à la PMA, et nous avions gagné le droit d'essayer d'avoir un enfant naturel, issu de nos gênes respectifs. Tout le reste était encore à faire.

Ce que nous pensions n'être qu'une question de temps, allait être surtout une sorte de course d'obstacles et d'endurance, avec un axiome de base : 100% de ceux qui ont réussi à avoir un enfant de cette manière n'ont jamais abandonné en cours de route. En résumé, il ne fallait pas craquer.

Car le chemin vers bébé n'est pas simple. C'est un parcours semé d'épreuves. Il se découpe en quatre étapes pour chaque « cycle » de tentative : la préparation à la ponction, la ponction, la fabrication de l'embryon, l'implantation.

A chaque étape l'attente du résultat, la peur, souvent la déception, quelque fois la joie et l'espoir. La sécurité sociale prend en charge 100% des frais pour chaque cycle de tentative, mais pour quatre cycles seulement. Au-delà, soit les parents doivent abandonner, soit ils financent de leur poche. Et là, il faut avoir les moyens.

Le point d'orgue de chaque cycle de tentative, c'est la ponction. La ponction consiste à prélever chez la future mère les ovocytes arrivés à maturité, comme j'ai pu l'expliquer dans les pages précédentes.

Le traitement de préparation dure environ trois semaines. Trois semaines pendant lesquelles la future maman doit se faire des injections au niveau du ventre tous les soirs à heure fixe. Trois semaines pendant lesquelles elle doit aller presque tous les jours faire une prise de sang dans le plus proche laboratoire. Trois semaines pendant lesquelles, tous les deux ou trois jours, elle doit se rendre à l'hôpital pour y subir une échographie intra-vaginale de contrôle, pour vérifier la bonne évolution des ovocytes, et leur maturité.

L'objectif du médecin sera de recueillir le plus d'ovocytes matures et de la meilleure qualité possible. Mais l'opération est complexe. Si dans le cas d'une infertilité féminine, certaines femmes ont besoin de doses de cheval pour produire un seul ovocyte, d'autres par contre peuvent « sur réagir » au traitement.

On parle alors de sur-stimulation. Les conséquences peuvent être graves, voir mortelles si tout n'est pas sous contrôle. Autrement dit, les médecins surveillent la future maman comme le lait sur le feu, et examinent avec rigueur les analyses de sang quasi quotidiennes qu'ils reçoivent. En fonction des résultats, ils indiquent à leur patiente les doses à s'injecter le lendemain pour tenter de réguler au mieux les taux d'hormone dans le sang.

Lorsque les médecins constatent par échographie intra vaginale que les ovocytes sont arrivés à maturité, ils demandent à la future maman de s'injecter à une heure bien précise un dernier produit. C'est ce qu'on appelle le déclenchement : ce produit a pour effet de provoquer la libération des ovocytes 35 heures plus tard, ce qui permettra ensuite de les récupérer par ponction.

Pendant que la future maman subit la ponction, le futur papa œuvre de son côté pour fournir sa part de travail. En d'autres mots, il se masturbe dans un petit cabinet pour réaliser ce qu'on appelle pudiquement « un prélèvement ». Il n'y a vraiment pas de justice.

L'étape qui suit la ponction, c'est de la pure magie. Récupérant d'un côté les ovocytes et de l'autre les spermatozoïdes, le biologiste va fabriquer les futurs embryons. Selon la technique utilisée, le biologiste va « marier » le matériel génétique du père et de la mère. La simple fécondation in vitro consiste à mettre en présence ovocyte et spermatozoïde, et à laisser faire la nature.

Dans notre cas, mes petits bonhommes ne se contentent pas d'être rares: ce sont aussi de gros fainéants qui n'auraient pas la force nécessaire pour faire leur boulot. La méthode utilisée pour nous était donc l'ICSI : à l'aide d'une micropipette, le biologiste sélectionne un spermatozoïde et l'injecte de force dans un ovocyte.

Passé quelques jours, les médecins peuvent constater le taux de réussite de l'opération. Le rêve des couples : disposer le plus d'embryons possible et de bonne qualité, pour faire un maximum de tentatives.

On pense souvent à tord que le fait de disposer d'embryons est une réussite assurée. Il n'en est rien. Il faut ensuite que l'embryon s'implante dans le ventre de la mère. C'est la partie la plus délicate et la moins contrôlée par les médecins. Les mécaniques d'implantation restent encore bien mystérieuses, même si des avancées majeures sont faites régulièrement, notamment à l'hôpital de Poissy.

Si l'implantation réussit, bravo ! Vous serez peut-être parents, si la grossesse se déroule correctement et jusqu'au bout. Dans le cas contraire, courage, et recommencez un autre cycle. Attention, votre nombre de tentatives possible (quatre) sera décrémenté d'une unité.

Lorsque nous avons lancé la préparation de la première tentative, mon épouse et moi avons été surpris par la rigueur nécessaire pour mener à bien tout le processus. Rien n'est vraiment simple, même si les médecins font le maximum pour éclaircir les choses. Il manque quand même un «manuel» avec la description écrite de toutes les étapes et le rappel des grandes règles.

La rigueur de la future maman est certainement une condition majeure. Tête de linotte incapable de respecter un horaire ou de lire une notice, abstenez-vous ! Les injections doivent se faire avec des doses précises, à heure précise. Elles ne souffrent d'aucune approximation. La posologie n'est pas toujours des plus simples : même si certains « stylos seringues » sont faits pour faciliter l'usage, il y a un minimum de gestion à faire. Et le mode d'emploi n'est pas toujours des plus évidents.

Dans un forum sur internet, nous avions vu des témoignages assez tristes. Une jeune femme complètement paniquée y expliquait qu'elle devait se faire l'injection de déclenchement à 20h00 précise, et qu'elle avait oublié. Il était plus de 23h00 et elle se demandait si c'était grave. Oui, ça l'était ! Si l'injection doit se faire à une heure précise, c'est pour que son action rende possible la ponction très exactement 35 heures après l'injection. En somme, sa petite étourderie lui a certainement coûté un cycle de tentative sur les quatre possibles, et beaucoup d'argent à la Sécurité sociale.

Le premier soir du traitement, il y a avait à la maison une ambiance de Grey's anatomie, la série médicale télévisée. Pour détendre l'atmosphère et pour participer un peu, je me chargeais de la préparation de la seringue. En imitant les acteurs de la série Urgence je pris la seringue et la préparai avec la dose prescrite, en prenant garde à ne pas faire de bêtise.

Pour des raisons d'économie (n'abusons pas de la Sécurité sociale), et pour des raisons également de confort, mon épouse avait décidé de s'administrer elle-même les injections. D'autres choisissent de faire venir une infirmière, chaque jour. Une démarche courageuse de la part de mon épouse, mais pas simple lorsque l'on n'a aucune expérience en la matière. La première injection fut laborieuse.

Quelques jours après les premières injections commencent les analyses de sang dont les résultats sont communiqués par fax à l'équipe de l'hôpital. On ne s'imagine pas, la première fois que l'on va au laboratoire, qu'une relation de longue durée va s'instaurer avec eux. Mieux vaut choisir un laboratoire proche de chez soi, et surtout, qui emploie un personnel sympathique.

Une relation amicale s'instaure souvent entre les techniciennes et la future maman qu'elles voient venir quasiment chaque jour pendant quelques semaines, à intervalle régulier. La future maman est encouragée par les histoires racontées par la technicienne, de cas d'autres patientes ayant traversé les mêmes épreuves pour finalement réussir.

L'analyse faite, l'équipe médicale reçoit les résultats et en tire des conclusions. L'indicateur essentiel est le taux d'œstrogènes dans le sang. Il ne doit pas être trop bas, ce qui indiquerait que la stimulation ne fonctionne pas. Il ne doit pas être trop haut non plus, ce qui indiquerait un risque plus ou moins important de sur-stimulation, avec des dangers réels pour la future maman. Réussir une stimulation, c'est donc une sorte de jeu d'équilibriste ; on pousse les doses si les taux tardent à monter, et on les diminue si les taux atteignent des seuils critiques.

La première stimulation est la plus complexe parce que l'équipe doit apprendre à décrypter les réactions du corps de la patiente. On commence donc par un protocole classique pour voir les réactions, et au fil des stimulations, les médecins adaptent le traitement en exploitant l'expérience acquise lors des stimulations précédentes.

De ce fait, les doses à injecter pouvaient changer du jour au lendemain, en fonction des résultats des dernières analyses. Pour ces raisons, chaque jour, il est donc nécessaire de récupérer les dernières consignes.

La récupération de ces consignes était mon travail quotidien. A l'époque de nos premières tentatives (ça a changé ensuite), le processus de récupération était pour le moins pénible, pour ne pas dire inadapté. C'était le patient qui devait appeler le bureau de l'équipe de PMA, impérativement entre 14h00 à 16h00.

Evidemment, tous les patients devaient appeler dans ce créneau très court. Sans surprise, l'unique secrétaire en charge de nous communiquer les précieuses consignes était donc injoignable, de 14h00 à 16h00.

Toutes les 5 minutes, une seule patiente remportait donc le pompon en récupérant ses consignes, à force de persévérance. Les autres devaient se contenter d'entendre ce satané message de la boîte vocale, indiquant que « toutes les lignes sont saturées ». Tu m'étonnes.

Enseignante, mon épouse pouvait difficilement jouer à ce jeu du chat et de la souris. Impossible pour elle de quitter ses élèves tous les cinq minutes pour tenter sa chance. C'est donc moi qui m'y suis collé, avec la joie et le plaisir que l'on devine.

Chaque fois que des consignes devaient être récupérées, je quittais mon espace de travail (plateau ouvert de bureaux) pour m'isoler dans un petit bureau fermé. Et je passais mes coups de fil au petit bonheur la chance.

C'était interminable, pénible et stressant car je redoutais de ne pas réussir à récupérer ces consignes avant 16h00. Pendant toute cette attente, il m'est arrivé de griffonner sur papier la description d'un système Internet sécurisé qui permettrait aux patients de récupérer sans mal cette précieuse information. Le Web, c'est mon métier !

Lorsqu'on me répondait, je ressentais une sorte de libération pour trois raisons. La première c'est que j'allais enfin savoir si la stimulation se déroulait bien. La seconde, c'est que j'avais enfin la certitude de réussir à obtenir les consignes avant la fermeture des bureaux. La troisième, c'est que j'allais enfin pouvoir continuer mon travail.

Mine de rien, ce petit jeu nous a profondément miné. Cette petite démarche téléphonique me pompait toute mon énergie, et mettait en danger ma productivité professionnelle. Quel ne fut donc pas notre soulagement d'apprendre quelques mois plus tard que la procédure était modifiée : c'était le bureau de PMA qui appelait les patients pour leur donner les consignes. A charge des patients de rester joignable dans le créneau horaire imposé.

Régulièrement, tous les deux ou trois jours, il fallait se rendre à l'hôpital pour une échographie. Cet examen doit permettre de visualiser les ovocytes, et d'estimer leur taux de maturation. C'est une intervention rapide, de l'ordre quelques minutes. Le temps d'attente est en revanche plus long. Le plus stressant, c'était surtout le temps de trajet, et l'impact sur l'heure d'arrivée de mon épouse à son travail.

L'organisation était militaire pour réduire au maximum ce retard. Il fallait concilier plusieurs paramètres : l'heure d'ouverture du laboratoire (pour la prise de sang quotidienne), l'heure du rendez-vous à l'hôpital (pour l'échographie), le temps de trajet (qu'il est impossible de prévoir dans cette satanée région parisienne) et le délai de transport pour revenir au travail, pour mon épouse et moi-même.

Nous avions alors mis au point une stratégie très précise, avec un top départ à 6h45 de la maison, pour qu'Agnès soit parmi les premières à l'ouverture des portes du laboratoire qui se situait à moins de cent mètres de notre appartement.

En fait, elle n'était jamais la première : il y avait toujours plusieurs personnes avant elles… toutes des personnes âgées et retraitées. Quelque fois à peine aimables, nos retraités battent la semelle devant la porte pour être les premiers patients. Certainement levées depuis l'aube, elles ne veulent déroger à quelque cérémonial de vie qui impose le petit déjeuner à une heure précise. Nous avons bien essayé une fois de faire comprendre que nous devions repartir au plus vite au travail, mais nous avions toujours essuyé une fin de non-recevoir. Nous ne pouvions donc que ronger nos freins, et attendre patiemment notre tour.

Sitôt la prise de sang effectuée, mon épouse sautait dans la voiture que je garais sur le parking du laboratoire. Dare dare, nous partions alors sur la route de Poissy. Là, c'était à chaque fois la surprise : la route n'était jamais fluide. Nous avions alors le double stress d'arriver en retard à notre rendez-vous médical, puis d'arriver en retard au travail.

Une fois l'échographie effectuée, nous foncions à toute vapeur à la gare de Poissy, où je déposais mon épouse, complètement stressée à l'idée d'arriver en retard à son travail. De mon côté, mon responsable était plus conciliant. Mais à force, je craignais de donner l'impression d'abuser de la situation.

Mon épouse et moi-même avions souvent de grandes discussions sur tout ce que nous vivions dans le cadre de cette quête de l'enfant, sur l'évolution de notre état d'esprit, sur nos peurs, nos espoirs, sur tout ce qui évolue autour de nous. Un jour, mon épouse se demandait :

- *Comment font les femmes qui n'ont pas le soutien actif de leur mari ?*

La PMA bouscule pas mal de choses. Nous l'avons découvert au fil de l'eau, en vivant cette expérience. Nous n'avions pas trop prêté attention aux échos que nous en avions, et qui auraient du nous mettre en garde. Cela nous aurait aidé à nous y préparer.

Je me souviens de cette réunion d'information organisée par l'hôpital. Le médecin et la psychologue parlaient de choses qui ne semblaient pas nous concerner, ou du moins, pas encore à ce moment là : la difficulté des traitements, la douleur, la sexualité en berne. Nous nous sentions immunisés puisque seul comptait pour nous le résultat. Mais ce n'était pas si simple.

Avec un peu plus de recul, nous commençons à mieux comprendre ce qu'ils voulaient nous dire, et nous voyons mieux l'impact de la PMA sur notre vie.

La PMA, c'est une succession ininterrompue de bonnes et de mauvaises nouvelles. Ce sont des attentes, chaque jour que l'on suit un cycle : savoir si les dosages sont normaux, savoir si le transfert ou la ponction aura lieu, savoir si l'opération a réussi, et ainsi de suite jusqu'au but final. Un jour, on est heureux comme des fous, le lendemain, on est malheureux.

Un jour que je cherchais à mettre des mots sur ce que je ressentais, je trouvai cette définition qui me semble parfaite et très scientifique : « *la PMA, c'est une succession de cycles de joies et de pleurs, d'espoir et de déception, sur une période très longue, mais avec une fréquence élevée.*»

Nous ne nous en cachons pas ; que ce soit mon épouse ou moi-même, nous avons eu chacun notre tour, à plusieurs reprises, l'idée de tout arrêter, de tout envoyer bouler. Je me suis surpris de trouver ridicule de vivre toutes ces difficultés pour avoir un enfant qui viendrait au final compliquer notre vie pépère. Mais ça ne dure pas, la pêche revient le lendemain, ou quelques heures plus tard, surtout si les nouvelles sont bonnes.

Nous avions quelques fois l'impression d'être un couple d'équilibristes dans un cirque : quand l'un d'entre nous lâchait les anneaux et abandonnait, l'autre devait être en dessous pour le rattraper au vol et lui donner envie de s'accrocher de nouveau. Et ainsi de suite, chacun son tour, et sans filet.

Le problème, c'est que la PMA vient se greffer sur la vie normale, sur la vie familiale, sur la vie professionnelle. Au bureau, difficile d'être à l'écoute ou tout simplement d'être patient lorsque le matin même, un médecin vous a fait comprendre que vos chances d'être parents s'amenuisent.

En plus, vous savez qu'une fois chez vous, le soir, vous retrouverez votre épouse complètement anéantie : mais il faut faire avec. Lorsque vous retrouvez votre calme, vous avez envie d'aller chercher ce collègue qui vous a agacé, pour lui expliquer les circonstances qui vous amènent à avoir les nerfs en pelote de façon régulière, mais vous ne pouvez pas.

Difficile aussi d'être à l'écoute de la famille. Difficile d'être gai pendant un repas de famille, comme on pouvait l'être jadis, dans la « vie d'avant ». Difficile de faire la fête pendant un mariage, pendant une communion, pendant l'enterrement de vie de garçon de votre meilleur ami, lorsque quelques jours avant, vous avez pris une grosse claque au moral.

Là aussi, vous voudriez expliquer pourquoi vous n'allez pas bien, pourquoi vous avez un peu changé, pourquoi vous n'avez plus autant envie de rire qu'avant. Mais là non plus, vous ne pouvez pas.

Oui, vivre la PMA, c'est vivre avec un moral en yoyo, et l'impossibilité d'en expliquer les raisons à ceux qui vous fréquentent.

Pourtant, l'envie d'expliquer ne manque pas. Mon épouse me disait régulièrement :

*- J'aimerais expliquer à mes collègues, mais ils ne comprendraient pas. Au pire, je passerais pour une désespérée.*

Parler d'une PMA, c'est extrêmement difficile. Et puis, en parler à qui, et pour dire quoi ? Rares sont les personnes qui peuvent entendre et écouter, et surtout, comprendre. La PMA, ou même simplement l'attente d'un bébé qui ne vient pas, modifie les relations que l'on a avec les gens, avec la famille, et même avec les amis.

Il y a deux grandes familles : ceux qui savent de quoi on parle, et les autres. Ceux qui connaissent (vraiment) le sujet sont rares. Ils ont vécu cette aventure, ou sont en train de la vivre. Ce ne sont d'ailleurs pas forcément des gens qui suivent une PMA : c'est quelque fois simplement un couple qui rencontre des difficultés à avoir un enfant, de façon naturelle. Nous en connaissons autour de nous, et ils vivent la même détresse que nous.

Ceux-là ont le mérite de savoir de quoi on parle, de connaître ces moments de doute qui occupent la vie quotidienne pendant une, deux ou trois années. Ils savent que c'est dur. Ce ne sont pourtant pas ceux qui en parlent le mieux car ceux qui l'ont vécu ne souhaitent plus en parler et ceux qui le vivent encore n'ont pas forcément envie d'en discuter. Pas facile.

Entre deux couples d'amis confrontés au problème en même temps se développe une certaine gêne réciproque. La grande question est toujours la même : si nous réussissons avant eux, comment leur apprendre la nouvelle? Et s'ils réussissent avant nous, comment allons-nous réagir? Car personne ne peut mieux comprendre la détresse d'un couple confronté à la stérilité qu'une autre couple confronté au même problème. On en vient à des sentiments incroyables, où l'on se sent encore plus touché par l'échec des amis, que par son propre échec parce qu'on s'y identifie complètement.

Il s'en suit qu'au lieu de se contacter souvent, de se soutenir mutuellement, on n'ose plus s'appeler de peur de devoir apprendre aux amis la réussite d'une nouvelle étape, là où ils avaient échoué eux-mêmes quelques mois plus tôt.

Et puis, il y a les autres, ceux qui ne connaissent pas le sujet, parce qu'ils ne veulent pas d'enfant, ou parce qu'ils en ont tant qu'ils veulent, dès qu'ils le veulent.

Leur parler de la PMA est difficile. Pour beaucoup, la PMA c'est quelques piqûres d'hormones ici et là, et roule ma poule ! Pour leur faire toucher du doigt la réalité, il faudrait leur raconter notre vie, les angoisses des résultats, les joies suivies des déceptions, les rires et les pleurs, les douleurs pour la future mère, la difficulté croissante de regarder les bébés des autres. Mais là, ce serait pathétique. C'est en tout cas ce qu'ils penseront de vous.

Et puis, il y a les croyances de chacun sur la question, et certains raccourcis faciles que des personnes n'hésitent pas à faire.

Par exemple, si vous voulez agacer un couple confronté à la stérilité, je vous donne la recette : dites-leur que leur problème est psychologique. Expliquez-leur que s'ils n'ont pas d'enfant, c'est parce qu'ils le désirent trop, qu'ils y pensent trop, qu'ils travaillent trop.

Ma femme et moi en avons discuté encore récemment : le prochain qui nous sortira cette ânerie passera un mauvais quart d'heure.

Il y a aussi les raccourcis que certaines personnes aiment faire, surtout s'il peut y avoir du « sensationnel » dans l'histoire.

Au fil des mois, quelques personnes de mon entourage ont compris, par indiscrétion interposée, que j'étais à l'origine de la stérilité de mon couple. Dans ces cas là, la bêtise mêlée à la méconnaissance du sujet donnent des résultats étonnants.

Un jour, une de ces personnes mit carrément les pieds dans le plat et me posa des questions sur mon désir d'enfant. Il me dit alors :

*- Tu sais, il y a des petites pilules pour ça !*

Sur le coup, je n'avais pas compris à quoi il faisait allusion. Et puis, plusieurs jours plus tard, j'entendis parler du Viagra®. C'est ainsi que je compris que beaucoup associait problème de fertilité masculine, et impuissance.

Or l'impuissance et la stérilité n'ont rien à voir : si l'impuissance est l'impossibilité d'avoir une érection et donc de consommer une relation sexuelle avec une femme, la stérilité est par contre un problème «muet». L'homme stérile peut avoir des relations sexuelles tout à fait normales et abouties, sans jamais découvrir son problème s'il ne cherche pas un jour à être père. Ces exemples montrent qu'on ne peut pas parler du sujet facilement, et surtout pas avec n'importe qui.

Lorsque l'on cherche à avoir un enfant, et qu'on n'y arrive pas, que l'on soit en PMA ou pas, on devient sensible à toutes sortes de choses, aux phrases et aux comportements. On supporte de moins en moins de voir les enfants des autres, parce que ces enfants vous rappellent que vous n'en avez pas.

Tout dépend cependant du comportement des parents. Les pères qui portent à bras leur nouveau né pendant toute une soirée comme un vétéran porte une médaille : ça agace. Ceux qui, connaissant votre problème font tout de même des papouilles au petit dernier tout le temps de votre présence, en vous énumérant en long, en large et dans le détail la liste de toutes les joies de la maternité et de la paternité réunis : à éviter.

La famille n'est pas toujours plus délicate. De ce côté-là, nous n'avons pas eu à nous plaindre. Rares ont été les allusions ou les questions directes. Les seules que nous ayons eues étaient certes bien maladroites, mais parfaitement innocentes. C'est la sempiternelle :

- *Alors, et vous, quand allez-vous vous décider pour un petit ? Il est plus que temps maintenant, il serait bon d'y songer ! Vous voulez le mode d'emploi (rires) ?*

Si la personne n'est vraiment pas délicate, elle viendra vous faire la morale, croyant forcément que, si vous n'êtes pas encore parents après trois ans de mariage, c'est forcément parce que vous n'êtes tout simplement pas encore décidés à sauter le pas.

Même si nous ne tenons pas rigueur à ces maladroits, la démarche nous choque tout de même un peu. Jamais, dans notre vie d'adulte, mon épouse et moi-même n'avons songé un seul instant à aller mettre une pression quelconque sur un couple qui n'a pas d'enfant. Car de deux choses l'une : à un certain âge, si un couple n'a pas d'enfant, soit c'est parce qu'ils n'en veulent pas, et dans ce cas, ça ne se discute pas. Soit ils ne peuvent pas en avoir, et dans ce cas, on évite soigneusement de mettre les pieds dans le plat.

Plus tard, lorsque nous avons pu informer nos parents, ma mère m'a parlé de la pression qu'elle avait vis-à-vis de notre couple. C'est ainsi que je découvris que les grands-parents potentiels étaient soumis à « la question » par les amis ou les membres de la famille : « Pourquoi votre fils n'est-il pas encore père ? Ils ne veulent pas d'enfants ou quoi ? ». Lorsque l'on est entouré d'amis retraités tous grands-parents, et que la fille aînée n'a pas eu d'enfant elle-même, la pression est lourde, surtout si les grands-parents eux-mêmes n'ont aucune information sur la cause de cet état.

Sur ce point, nous ne pouvons que remercier nos parents respectifs, qui nous ont laissé vivre notre aventure sans ajouter de pression inutile, sans question. J'adore mes beaux-parents, mon épouse adore mes parents, parents et beaux-parents s'entendent à merveille. Cette entente mutuelle est un vrai cadeau dans ce genre d'aventure.

Le temps passe. Les étapes se suivent et se ressemblent. Et au fil du temps se développe un véritable sentiment d'injustice.

Lorsque l'on entend parler d'enfants battus, ou maltraités, lorsqu'on voit dans la rue une bonne femme haineuse gueuler sur sa gigantesque marmaille attachée à ses basques, on se dit vraiment que ce n'est pas juste.

Lorsque l'on voit des jeunes femmes enceintes jusqu'au cou se taper une bière à la terrasse d'un café, la clope au bec, lorsqu'on entend une mère hurler sur son gamin toute la journée pour un oui, pour un non, on se dit que ce n'est pas juste.

Et puis, de temps en temps, mon épouse s'égare dans une librairie au rayon enfant. Elle prend des livres de contes, des livres d'éveil. Elle les regarde attentivement, elle les feuillette, elle s'émerveille des couleurs et des formes, avant de les reposer, la mort dans l'âme.

Et moi, quand je vois ça, je me dis que non, vraiment, ce n'est pas juste.

Mais l'injustice n'est pas le seul sentiment ressenti. L'expression qui revient souvent dans nos discussions, lorsque nous parlons tous les deux, mon épouse et moi-même, c'est l'étrange sentiment que notre vie est en pause.

Lorsque l'on attend un enfant qui ne vient pas, que l'on soit en PMA ou pas, c'est comme si la vie était à l'arrêt, en expectative. Difficile de faire des projets, à court, moyen ou long terme. C'est encore plus difficile lorsque l'on suit un cycle de PMA, parce qu'il faut penser à être dans les environs de l'hôpital lorsque commence une nouvelle tentative, et parce que cela peut durer des mois, des années.

Lorsque nous avons envie d'un voyage, mon épouse et moi commençons par regarder le calendrier. Et là, au lieu de voir des créneaux disponibles, nous ne voyons qu'un gros point d'interrogation. Comment savoir ce qui nous attend ? Comment savoir si ce fameux mois de Juin, qui nous semblait disponible, ne sera pas l'occasion d'une nouvelle tentative qui nous retiendra à la maison ?

Lorsque l'on prévoit de recevoir des invités, c'est la même chose : on évite les dates possibles de tentatives, avant, pendant et après. Avant, parce que nous allons être angoissés. Pendant, parce que nous ne serons pas disponibles, et que nous serons angoissés. Et après, parce que nous serons de nouveau angoissés, voir complètement déprimés.

C'est une pause aussi dans la vie professionnelle. Mon épouse souhaite prendre une nouvelle orientation. Mais tant qu'elle est en PMA, impossible de chercher un autre emploi. Si elle est prise dans un nouveau poste, et qu'une tentative a lieu pendant sa période d'essai, comment justifier ses multiples absences ? En expliquant la situation ? Dans ce cas, l'employeur sera heureux d'apprendre qu'il s'est collé sur les bras une très probable future femme enceinte qui ne lui sera bientôt plus qu'un fardeau. Il y a des façons plus simples de commencer une nouvelle carrière.

Et puis, la PMA c'est aussi une pause dans la vie intime du couple. Lors de la première réunion d'information, la psychologue en avait parlé. Sur le ton de l'humour, elle évoquait les traitements médicaux qui mettaient en berne la sexualité de ses patients. A ce moment, mon épouse et moi-même ne nous sentions pas concernés. Certes, nous avions débuté la PMA, mais nous n'en n'étions encore qu'aux premiers tests.

Nous n'avions encore jamais réalisé la moindre ponction à ce jour. Ce qui explique pourquoi tout allait bien de ce côté pour nous deux.

Mais lorsqu'un cycle de PMA démarre, et surtout lorsque les tentatives s'enchaînent les unes derrière les autres, vous pouvez me croire : les couples ont autre chose à penser que la bagatelle. Le corps de la femme devient une machine dont les médecins ajustent la mécanique comme bon leur semble, comme de vrais mécanos.

Leurs outils : les piqûres d'hormones. Lorsque la femme se fait ses piqûres le soir, lorsqu'elle revient d'une échographie, il ne viendrait à l'idée d'aucun des deux partenaires d'entamer une soirée romantique. L'angoisse des résultats, avant, pendant et après, puis la déception qui arrive souvent à l'issue d'un test achève de ranger vos rêves érotiques au rayon des souvenirs du passé.

Et c'est ainsi que petit à petit, la vie intime du couple se met d'elle-même en veilleuse, jusqu'au jour lointain où la flamme pourra peut-être se rallumer.

# Au fil des tentatives

Avoir le droit de faire une première ponction, c'était pour nous entrer dans la cour des grands. Nous avions enfin franchi cette étape : nous pouvions enfin rejoindre le « Club », ceux qui étaient autorisés à tenter leur chance.

## Première tentative

Nous avons abordé notre première tentative avec la confiance des débutants. Sûrs de notre réussite, nous suivions scrupuleusement les consignes, persuadés que tout allait se dérouler au mieux.

A chaque prise de sang, nous pouvions voir le taux d'hormones d'œstrogènes évoluer. En fait, il grimpait en flèche. Nous prenions cela comme une preuve que les injections remplissaient leur rôle. Et plus le taux montait rapidement, plus nous étions heureux et rassurés.

Un samedi matin, mon épouse était allée faire sa prise de sang quotidienne. Particularité du samedi : c'était le bureau de PMA qui appelait au téléphone pour donner les consignes. Et en effet, en plein après midi, le téléphone sonna. Mon épouse s'isola dans la chambre pour répondre.

Elle était revenue ensuite dans la salle à manger avec un air bizarre et avait juste dit « *Christophe, je dois te parler, il y a un problème.* ».

Je l'ai accompagnée dans la chambre : ça n'allait pas fort. Les médecins avaient donné comme consigne d'arrêter le traitement. La montée du taux hormonal était trop brusque, trop importante. En continuant, c'était la sur-stimulation assurée, avec toutes les complications à la clé.

Cet arrêt de traitement a été un coup dur. Nous ne faisions que commencer, et déjà, il fallait tout arrêter. Toutes ces injections réalisées jusqu'à ce jour n'avaient donc servi à rien. Toutes ces prises de sang, … pour rien. Il fallait maintenant attendre un prochain rendez-vous avec notre médecin, avec l'angoisse d'une mauvaise nouvelle. Nous commencions à toucher du doigt ce qu'était la vie de la PMA.

Prendre rendez-vous n'est pas simple. Il faut d'abord réussir à appeler le standard, puis trouver une date. Nos impératifs professionnels ne comptaient pas face à l'enjeu de la situation : la disponibilité du médecin était la nôtre. C'est avec un nœud au ventre que nous avions attendu notre tour dans la salle d'attente.

Notre médecin nous expliqua la situation. Nous étions rassurés: elle n'avait rien d'exceptionnel. Le corps sur-réagissait au traitement. Il fallait donc s'adapter et changer de tactique. Deux modes de traitement existaient : nous allions donc passer sur le second mode.

Quelques semaines après, nous nous relancions dans une nouvelle tentative. De nouveau, injections, prises de sang, échographies. Le taux d'hormones était surveillé comme le lait sur le feu. Tous les jours, nous avions l'angoisse de la mauvaise nouvelle et de l'annonce d'un nouvel arrêt d'urgence. Chaque jour passé était un jour de gagné et peut être un début de succès.

Les premières échographies ont été stressantes. Il fallait savoir si les ovocytes grossissaient normalement, et si leur degré de maturité était correct. Lorsque je voyais mon épouse quitter la salle d'attente, je priais tous les dieux de la terre de nous faire une fleur, et de nous donner une bonne nouvelle. A chaque fois, mon épouse ressortait avec un petit sourire qui me rassurait instantanément.

Le traitement a suivi son cours, jusqu'au grand jour de la ponction. Nous avions acheté le fameux produit déclencheur. Mon épouse devait se l'injecter à une heure très précise, pour que les ovocytes soient libérés très précisément à l'heure de la ponction. Nous avions mis des réveils un peu partout dans l'appartement pour ne pas louper l'heure fatidique. Mais c'était bien inutile : mon épouse n'avait que ça en tête, impossible d'oublier. A l'heure dit, elle s'injecta le produit, et revint dans le salon en disant « *voilà, c'est fait* ».

Oui, c'était fait. Les dés étaient jetés. Nous étions à la veille d'un grand moment d'espoir ou d'une grosse déception. Nous allions bien voir.

Notre domicile était trop éloigné de Poissy et le trafic trop incertain pour que nous puissions prendre le risque d'arriver en retard pour la ponction. Inutile aussi de prendre le risque d'avoir de gros coups de stress sur la route, ou de risquer l'accrochage fatidique. Nous avions donc décidé de prendre une chambre d'hôtel à Poissy pour être le plus proche possible de l'hôpital.

En ce froid soir de Janvier 2007, nous nous sommes donc retrouvés dans une chambre d'un hôtel près de la gare de Poissy. Pas très rassurés, pas très surs de ce qui allait se passer le lendemain.

Agnès appréhendait un peu : l'opération de ponction allait être faite sous anesthésie locale, mais certaines recherches sur Internet avaient indiqué que de nombreux hôpitaux procédaient exclusivement par anesthésie générale. La patiente avait le choix, et les avis étaient partagés. Les médecins préconisaient l'anesthésie locale pour éviter les risques de l'anesthésie générale, tandis que d'autres préconisaient l'anesthésie générale pour éviter un traumatisme si l'anesthésie locale n'était pas assez efficace.

Le lendemain matin, nous étions bien en avance à l'hôpital. Dans la salle d'attente, la tension était perceptible. C'était un mélange d'espoir, de peur, de joie et de crainte. Un melting pot émotionnel qui fait battre le cœur. Lorsque notre nom a été prononcé, la messe était dite : c'était à nous de jouer.

A ce moment, l'injustice est totale. L'homme à l'origine du problème de fertilité du couple va s'isoler dans une petite pièce pour faire son «prélèvement», tandis que la future maman, parfaitement fertile, va en salle d'opération pour subir une intervention douloureuse.

Cette sorte d'injustice est difficilement vécue par le futur papa qui se sent triplement coupable : coupable d'être à l'origine du problème, coupable d'être la cause de la souffrance de sa femme, coupable d'avoir si peu à faire, par rapport à ce que doit endurer son épouse, pour lui et à cause de lui.

Ma part de travail, avouons-le, n'était pas la plus difficile. Mais j'étais loin de m'imaginer ce qui se tramait dans une pièce à côté. Je ne l'ai su qu'environ trente minutes plus tard, lorsqu'une infirmière est venue me chercher en salle d'attente pour rejoindre mon épouse. Agnès était toujours allongée, épuisée.

Nous nous connaissons depuis 1998, et en dix ans, je ne l'avais jamais vue dans cet état. Visiblement, elle était épuisée, exténuée, à bout. Dans un souffle, elle m'expliqua qu'elle n'avait jamais autant souffert de toute sa vie. A tel point qu'elle se demandait si l'anesthésie locale avait bien fonctionné. Elle est restée allongée toute tremblante pendant encore une heure, avant de se relever avec difficulté.

La bonne nouvelle, c'est que les médecins avaient pu récupérer dix ovocytes, largement de quoi faire un beau bébé joufflu. De mon côté, les nouvelles étaient bonnes aussi ; le «prélèvement» avait été efficace. Et pendant que nous parlions, dans la pièce à côté, un biologiste mariait nos deux patrimoines pour faire de beaux embryons.

Après une ponction, il faut attendre de 24 à 48 heures avant que l'équipe de PMA rappelle pour donner « le score ». Ce score, c'est le nombre d'embryons ré-implantables.

Sur dix ovocytes fécondés, tous ne donnent pas un bel embryon viable. Certains se développent correctement (les cellules se divisent) mais peuvent ensuite régresser. D'autres se développent mal, ou carrément pas du tout. Enfin, heureusement, dans le lot certains embryons sont prometteurs et de très bonne qualité. Des candidats idéaux pour faire un beau bébé.

Lorsque le téléphone sonne et que l'on entend la voix du médecin, l'angoisse est à son comble. La voix était plutôt rassurante, et le score, plutôt bon, même si nous étions déçus. Sur nos dix ovocytes, seulement cinq s'étaient développés en embryons, et seulement trois étaient de très belle qualité. Mais le fait était là : ça avait marché, et c'était bien le plus important.

Quelques jours après la ponction, un ou deux embryons que l'on dit «frais» sont réimplantés. Les autres sont conservés dans l'azote liquide, dans un froid intense, en vue d'une prochaine réimplantation.

Le nombre d'embryons réimplantés est au choix des parents. En France, ou du moins à Poissy, on implante rarement trois embryons : les risques d'une grossesse multiple sont trop importants. Pour autant, réimplanter un seul embryon peut diminuer sensiblement les chances, mais ça reste à prouver.

La combinaison idéale, c'est la réimplantation de deux embryons, avec à la clé, le risque réel d'avoir des jumeaux si les deux s'accrochent dans le ventre de la maman. C'est donc un choix lourd de conséquence que l'on demande aux parents. Il faut y avoir bien réfléchi.

Quarante-huit heures après la ponction, nous étions donc de retour dans les locaux de la PMA. Nous avions choisi la réimplantation de deux embryons. L'opération est rapide et indolore. Mon épouse est restée allongée trente minutes au repos, avant de pouvoir quitter l'hôpital.

A la sortie, nous étions tous les deux très émus. Deux embryons étaient bien là, nichés dans le ventre de la future maman. Il ne restait plus qu'à attendre l'issue de cette tentative.

Après une réimplantation d'embryons, une femme n'est pas encore techniquement « enceinte ». Cet état se concrétise par un pic d'hormone (la béta HCG) qui indique que la nidation a bien eu lieu. Cette nidation est essentielle pour le développement de l'embryon. Or les mécanismes de la nidation sont encore assez obscurs. Le produit miracle pour la garantir à coup sûr n'a pas encore été inventé. De sorte que les chances d'être « enceinte » après une réimplantation sont les mêmes que dans le cas d'une fécondation naturelle : de l'ordre de 20 à 30%. Le fait d'avoir mis deux embryons augmentait ces chances de quelques points, mais rien de miraculeux non plus.

Les premiers jours de ce nouvel état étaient plutôt heureux. Nous venions de jouer ; il restait à attendre le tirage pour savoir si nous avions gagné la grande cagnotte. Il y a là une atmosphère de soir du tirage de l'euromillion, avec des chances non négligeables de gagner. En tout cas, nous l'espérions.

A l'époque je m'étais fait un film. Je m'étais imaginé que notre tentative allait fonctionner du premier coup, et que nous pourrions raconter cette aventure d'un cœur léger à tous nos amis, en plaisantant sur cette formidable chance du débutant. Après tout, ce n'est pas si rare ; un couple de nos amis ont fait deux FIVs, avec 100% de réussite à chaque transfert. Pourquoi pas nous ?

Dans les premiers jours, on a du mal à faire la différence entre « être enceinte » et l'état post-implantatoire. Car dans les faits, les embryons sont là, et bien là. La fécondation a eu lieu : tous les microscopes du laboratoire en sont témoins. Reste une différence de taille : on ne sait pas si la nidation s'est faite. Seule une prise de sang en fin de cycle, ou tout simplement des règles habituelles pourront indiquer si la tentative a réussi, ou échoué.

De sorte que pendant les premiers jours, on a l'impression (ou du moins j'avais l'impression) que tout était gagné. Comme je le disais avec poésie: « *les polichinelles sont dans le tiroir* », alors, que demander de plus ? Je ne me doutais pas encore que cette étape réservait elle aussi des hauts et des bas dans le moral.

En fait, c'est un drame qui se joue en cinq actes.

**ACTE 1** : Cela commence toujours par une douce euphorie, avec cette impression que « cette fois, c'est sûr », ça va marcher. Cela dure quelques jours, pendant lesquels on se met à rêver : on se surprend à faire des plans sur la comète, on s'imagine apprenant la bonne nouvelle, on monte déjà le scénario de l'annonce à la famille, aux amis.

**ACTE 2** : Doucement mais sûrement, on passe de l'euphorie à l'expectative. La future maman se met à l'écoute de son corps. Chaque petite sensation, douleur, impression est relevée et fait l'objet d'une analyse poussée et détaillée. Une petite douleur apparaît : « j'ai mal là, tu crois que c'est normal ? ». Le lendemain, la douleur disparaît : « tu sais, la petite douleur que j'avais hier, elle a disparu. Ce n'est peut être pas bon signe ?». On tremble à chaque nouvelle sensation, ou à toute absence de sensation. Bref, on tremble tous les jours, jusqu'à l'acte 3.

**ACTE 3** : Les derniers jours sont pénibles. L'un comme l'autre, nous redoutons alors les prémices de la sanction mensuelle qui a rythmé tous nos échecs depuis le début de nos tentatives. Le compte à rebours commence jusqu'à la date fatidique présumée. On serre les dents, et chaque matin, on a le cœur qui bat au réveil. Chaque journée de gagnée, c'est une victoire. On rêve du « retard », celui là même qui fait pleurer dans d'autres chaumières. Et puis, le rêve se lézarde un peu lorsque votre épouse vous dit qu'elle sent que c'est foutu.

**ACTE 4** : On veut toujours y croire, jusqu'au moment où le doute n'est plus permis. Mais même là, malgré la preuve éclatante de l'échec, il faut aller au laboratoire faire cette fameuse prise de sang qui confirme, par un taux proche du zéro absolu, que cette tentative n'a pas marché. C'est ce que notre première tentative a donné comme résultat.

**ACTE 5** : Se remotiver. Les jours qui suivent sont les plus tristes. Il faut réussir à se remotiver, pour tout recommencer.

Une personne de notre connaissance à qui il nous est arrivé de parler de notre déception, nous avait pris un peu de haut : «Pfou, ce n'est que partie remise, il suffit de réessayer, il ne faut pas s'en faire tout un monde ».

Cette femme était mère de famille. Elle avait plusieurs enfants dont elle avait programmé les naissances en fonction de son agenda professionnel. Pour elle et son mari, tous les coups sont bons. Il suffit de prévoir la date, et... clac, c'est fait.

Elle ne pouvait pas comprendre ce qu'un échec signifiait pour un couple dans notre situation. Cela signifie d'abord d'attendre encore avant d'avoir un enfant, mais ce n'est pas tout.

Cela signifiait aussi de recommencer tout le cycle de préparation, avec les traitements, les prises de sang, les échographies, les courses au laboratoire, à l'hôpital, les retards au travail.

Cela signifiait également que nos chances diminuaient, car les tentatives sont limitées. Chaque échec nous rapprochait dangereusement du point de non-retour. Mais cela, elle ne pouvait pas le comprendre.

## Seconde tentative

A l'issue de cette première tentative ratée, il a fallu tout recommencer. Et d'abord reprendre rendez-vous à Poissy avec notre médecin. Dans mon esprit de parfait naïf, je m'étais dit que nous avions encore quatre embryons « au frais », et qu'il suffisait tout simplement de les réimplanter pour une seconde tentative. Ce n'était pas si simple.

Pour refaire une tentative, la future mère doit subir un protocole quasi identique à celui subi pour préparer la ponction. Pendant quinze jours, elle a droit aux piqûres quotidiennes, aux prises de sang régulières, aux échographies. Le rythme est certes moins soutenu, mais tout ce processus médical reste bien présent dans la vie de tous les jours.

Nous avons pu faire notre seconde tentative en mai 2007. Avant le transfert, les futurs parents doivent signer les papiers qui autorisent la décongélation et la réimplantation. C'est très rigoureux : le père doit être physiquement présent au laboratoire, présenter ses papiers d'identité et signer devant la secrétaire. Les futurs parents doivent en particulier décider du nombre d'embryons à réimplanter : un ou deux maximum.

Pour cette nouvelle tentative, nous avions de nouveau choisi deux embryons.

Le matin de la réimplantation, les laborantins ont sorti nos embryons de l'azote liquide, en appliquant tout le protocole en vigueur. A l'issue, ils vérifient que les embryons ont bien repris leur cycle de division cellulaire, preuve de leur bonne décongélation. Car malheureusement, il arrive assez fréquemment, pour des raisons encore obscures, que la décongélation ne se passe pas bien : les embryons ne reprennent pas leurs divisions et sont jugés détruits. Pour cette raison, le laboratoire n'appelle les parents qu'une fois toutes ces vérifications faites, pour ne pas les faire venir pour rien.

Sachant tout cela, lorsque le téléphone sonne, le cœur se met à battre la chamade car chaque incident de décongélation nous éloigne de notre rêve d'enfants. En ce jour de mai 2007, les nouvelles étaient bonnes : nos deux embryons s'étaient tous les deux bien réveillés. Ils attendaient patiemment leurs parents à l'accueil de la PMA. Il nous suffisait de faire la route pour aller les chercher.

Prendre la route pour une réimplantation, c'est toujours assez agréable. On ne peut s'empêcher de penser que nous sommes à un moment charnière de notre existence, et que d'ici une heure ou deux, deux petits êtres, voir même un seul (c'est mieux) vont venir rejoindre notre existence.

Dans ces moments là, pour nous, l'ambiance est à la fête dans la salle d'attente, d'autant que l'opération est sans douleur. Lorsque le nom de mon épouse est annoncé, je me sens toujours très ému : je la vois alors se lever, me jeter un coup d'œil complice, et puis disparaître dans le couloir. Pendant quelques minutes, un médecin réimplante une ou deux minuscules gouttelettes contenant les précieux embryons. L'opération est précise, assistée le plus souvent d'une échographie.

Après cette petite intervention, une infirmière vient alors me chercher en salle d'attente : je rejoins alors mon épouse dans une petite pièce médicalisée où elle doit rester allongée trente minutes. On parle, on plaisante, on se projette dans un avenir plus ou moins certain. Et le plus souvent, après chaque réimplantation, on s'offre une journée tranquille à deux, et un bon restaurant.

A l'issue de cette réimplantation, le drame en cinq actes décrits dans les pages précédentes se rejoue : euphorie, expectative, …

Sauf que cette fois-ci, mon épouse ressentait des sensations jusque là complètement inconnues. Je la sentais sereine, plus encore que lors de la première tentative. Nous avons abordé l'acte 3 de façon beaucoup plus confiante. Quelque chose était en train de se passer.

Nous arrivions maintenant à la date ultime, cette sanction mensuelle tant redoutée. Mais toujours rien, même pas le début du commencement d'un signe. Pour cette fois au moins, le prise de sang permettant de vérifier si la tentative avait réussi ou échoué, était très attendue.

Nous sommes allés au laboratoire tous les deux pour chercher le résultat. Puis nous sommes rentrés dans notre appartement. Nous nous sommes assis sur le divan, nous nous sommes regardés, moitié sourire, moitié crispés. Et nous avons ouvert l'enveloppe.

La suite a été un peu n'importe quoi. Des cris, des rires, des pleurs, des danses de Saint Guy, des sauts de joie, des embrassades. Difficile de tout décrire dans l'ordre : c'était vraiment n'importe quoi. La raison de cette explosion de joie : un niveau de béta HCG très important, qui ne laissait aucun doute sur l'état de mon épouse. Elle était enceinte !

Ce fut un moment absolument merveilleux, unique, indescriptible. En «seulement» deux tentatives, ce résultat était pour le moins inattendu. Nous avons béni le centre de Poissy, notre médecin, le cousin Jean-Philippe qui nous avait tant aidés. Ce fut un moment magique.

Le lendemain a été euphorique. J'avais une formation sur Paris. J'y avais retrouvé un collègue qui avait deux enfants. Je m'étais bien gardé de vendre la peau de l'ours avant de l'avoir tué ; je savais que beaucoup de chose pouvait encore se passer au cours des neuf prochains mois. Mais je me sentais père, difficile de dire autrement.

Pendant le déjeuner, ce collègue me parla de son fils : d'ordinaire, parler des enfants des autres me tordait le ventre de tristesse. Cette fois-ci, j'étais heureux de l'écouter, et je me surprenais à rire de son récit.

Le soir-même, mon épouse et moi étions allés faire quelques courses au supermarché. Au rayon des livres, j'en avais trouvé un sur les pères. Au moment de passer à la caisse, je me souviens encore très distinctement avoir admiré ce livre qui trônait sur le tapis roulant. J'étais fou de joie d'avoir enfin le droit de l'acheter.

Le contrôle de réussite de la tentative se fait en deux prises de sang à deux jours d'intervalle. Il était désormais temps pour Agnès de faire sa seconde prise de sang : une simple formalité. En fin d'après midi, mon épouse passa prendre les résultats au laboratoire, tandis que j'étais encore sur les lieux de mon travail.

Mon téléphone sonna, et voyant que c'était un appel de mon épouse, j'allai dans un endroit plus tranquille pour entendre la bonne nouvelle.

Mais ce n'était pas une bonne nouvelle.

Les taux hormonaux étaient retombés à un niveau quasi nul. Pas de doute : mon épouse n'était plus enceinte. La nidation n'avait pas tenu très longtemps.

Difficile de décrire cette étrange impression que j'ai ressentie à l'écoute de cette nouvelle : l'impression de chute dans le vide. Les jambes qui se vident de leur sang, une trappe qui s'ouvre sous les pieds. Un choc à la mesure de la joie ressentie quelques dizaines d'heure plus tôt. Plus qu'une déception : un coup rude direct au cœur.

Et surtout, il fallait tout recommencer.

La soirée et les jours qui ont suivi ont été funèbres. Comme d'un fait exprès, le week-end qui suivait cette épreuve était chargé avec deux évènements dans le Nord, à Lille et Cambrai : le samedi, l'enterrement de vie de garçon de mon ami d'enfance. Et le dimanche, la communion du petit frère de ma filleule.

Je pense que j'ai fait tâche pendant l'enterrement de vie de garçon : j'avais envie de tout, sauf de rire et de m'amuser. Quant à la communion, nous avions plutôt des têtes de circonstance pour un enterrement de première classe. Que les intéressés qui se reconnaissent ici, et qui découvrent les circonstances, nous en excusent.

## Troisième tentative

Les vacances 2007 entreront dans notre histoire personnelle comme les pires vacances que nous ayons eues. La principale raison fut ce faux espoir qui nous avait vraiment minés.

Quelques jours après cette fameuse seconde prise de sang, nous avions un rendez-vous avec notre médecin. Encore 2h30 de voiture, 30 à 45 minutes d'attente pour 15 minutes d'entretien.

Nous avions le moral en berne. Lorsqu'il est venu nous chercher en salle d'attente, notre médecin était plutôt gai. Il nous salua avec un sourire qui tranchait avec nos mines défaites. Nous l'avons suivi jusqu'à son bureau. Deux fois de suite, il se tourna pour nous regarder, d'un air de plus en plus inquiet.

Aussitôt assis, il s'inquiéta.

*- Dîtes, je crois que je n'ai pas les dernières infos. Dans votre dossier, je vois que la tentative a réussi, mais quand je vois vos têtes, je me dis que je n'ai pas toutes les billes. Je me trompe ?*

Nous lui donnâmes alors les infos qui lui manquaient. Il fut visiblement triste, presque autant que moi. Il eut cette remarque pertinente qui résumait bien la situation et notre état d'esprit :

*- Et merde…*

La bonne nouvelle était que « ça avait marché ». Les analyses de sang l'attestaient, la nidation s'était bien faite, pas pendant longtemps certes, mais toute de même. Pour tout le monde, les médecins et nous-mêmes, c'était une preuve que tout restait possible. Il suffisait de s'accrocher, et de recommencer. Encore.

C'était parti pour une nouvelle tentative, avec son lot habituel d'injections, de prises de sang, d'échographies, de stress et d'attente, pendant les quinze jours qui précèdent la réimplantation.

Il nous restait un seul embryon conservé soigneusement dans le froid intense de l'azote liquide. Le jour de l'implantation approchait. Le jour J, un samedi, tôt le matin, mon épouse et moi étions prêts à sauter en voiture pour l'opération. Nous n'attendions plus que le coup de fil du laboratoire de PMA.

Lorsque le téléphone sonna, c'est Agnès qui répondit. Je l'ai entendu dire « oui » plusieurs fois, comme un robot, puis elle raccrocha. Il y avait toute la tristesse du monde dans ses beaux yeux. Elle m'expliqua :

- L'embryon ne s'est pas bien décongelé. Ce n'est pas la peine d'y aller, il n'y a plus rien à réimplanter.

## Seconde ponction, quatrième tentative

Le mois de septembre a commencé doucement, par un beau voyage en Suisse, à Lausanne. Un moment en couple pour nous ressourcer au bord du lac Léman, et une occasion de rendre visite à la tante de mon épouse et à sa famille.

Nous en avons d'autant bien profité que nous savions que nos aventures allaient recommencer à notre retour. Le transfert de notre dernier embryon ayant échoué avant même d'avoir commencé, nous devions tout recommencer depuis le début, avec une nouvelle ponction.

Faire une première ponction est déjà difficile quand on ne connaît pas le processus. Je me demande si ce n'est pas encore plus difficile quand on en a déjà fait une.

Dès les premiers jours d'Octobre, la danse des seringues a recommencé dans notre petit appartement douillet des Yvelines. Quelques jours auparavant, mon épouse était allée à la pharmacie passer commande des principaux produits qu'elle allait s'injecter pour cette nouvelle stimulation.

C'est presque comique : invariablement, c'est toujours la même employée qui s'occupe de mon épouse, et le moins que l'on puisse dire, c'est que cette personne faisait preuve d'une véritable empathie à son égard. Quand elle la voyait entrer dans l'officine, on pouvait lire dans son regard :

- Allons bon, ça n'a pas encore marché !

Comme toujours, en championne de l'organisation qu'elle est, mon épouse a pris soin de ne commander que ce dont elle avait vraiment besoin. Les produits non utilisés attendaient sagement dans notre réfrigérateur depuis la dernière tentative. Quelques centaines d'euros économisés pour la Sécurité sociale : une goutte d'eau dans l'océan des déficits, mais quand même !

Très vite, le cérémonial de la piqûre à 20h00 a repris, sans que nous ayons finalement l'impression que ça se soit arrêté un jour. Sans broncher, et avec le sourire, la « mère courage » partait dans la salle de bain se piquer le ventre.

Par rapport à elle, je me dis que je suis une vraie poule mouillée : je ne peux supporter de la voir opérer sans risquer de me sentir mal. Quand il arrive que je sois avec elle, parce qu'elle me le demande ou pour être «solidaire», je lui tourne le dos, face au mur, et j'admire mes chaussons que je trouve subitement dignes d'un grand intérêt.

Notre médecin nous avait prévenus lors de la dernière rencontre : cette fois-ci, il allait y aller molo parce que, comme il le disait lui-même « *Votre femme, elle démarre au quart de tour* ». Les dosages étaient moitié moindres que la fois dernière.

Rapidement, les séances de prise de sang ont recommencé. Les veines ont-elles une mémoire ? Toujours est-il que plus nous avancions dans le temps, plus les prises de sang étaient difficiles et douloureuses. Les infirmières le constataient : la veine à piquer était de plus en plus difficile à trouver.

Et avec ces prises de sang, commençait l'angoisse des résultats. Bien que cette fois-là, l'hôpital avait mis en place un nouveau processus qui a considérablement réduit le stress.

Pour la première ponction, c'était à nous d'appeler l'hôpital pour recueillir les consignes. Nous n'avons pas compté, mon épouse et moi-même, les heures passées pendus au téléphone à écouter le message d'attente, ou à être redirigés sur le standard, pour cause de ligne saturée.

Cette fois-ci, c'étaient les secrétaires de la PMA qui nous appelaient pour donner les résultats et les consignes, et ça, ça changeait la vie.

Nous avons attendu les premiers résultats avec une certaine angoisse. La première tentative de ponction, un an auparavant, s'était soldée par un arrêt d'urgence, pour cause d'hyperstimulation. La seconde a bien failli prendre le même chemin. Les médecins étaient allés jusqu'au bout, nous l'avons compris plus tard, mais à pas de loup. Les taux d'hormones pétaient toujours les plafonds.

Cette fois-ci, tout semblait bien se passer. Tous les résultats indiquaient des taux tout à fait corrects, sans rien de commun avec ceux des précédents traitements. Il n'y eut pas de réajustement des doses à s'injecter, un signe qui indiquait que tout se déroulait au mieux.

Restait l'angoisse des premières échographies. A chaque fois, c'était un marathon pour nous deux, qui ajoutait au stress des résultats.

Les jours d'examen, l'ambiance était tendue. Difficile de planifier quoique ce soit : le rendez-vous pour une échographie n'est connu que du jour pour le lendemain, en fonction des résultats des prises de sang.

Quand une réunion de travail est montée de longue date un matin à 9h00, il est difficile d'expliquer la veille, sans raconter sa vie privée, qu'il est fort probable qu'on n'y soit pas – mais que ce n'est pas sûr. On vous regarde alors avec un drôle de regard qui fait penser que vous n'êtes pas bien sérieux.

Lors de la première échographie, j'attendais dans la salle d'attente avec un autre homme. Apparemment, nos deux épouses étaient parties pour le même examen. L'ambiance était vraiment bizarre. Nous étions tous les deux tendus. Nous savions tous les deux pourquoi nous étions là. Et tous les deux, nous avions très certainement les mêmes craintes.

C'est finalement son épouse qui reviendra la première. Son visage était défait. Visiblement les nouvelles n'étaient pas bonnes. Elle n'attendit pas d'être sortie pour mettre son mari au courant :

- *J'ai trop de follicules, ils vont certainement tout arrêter.*

Son mari leva les yeux au ciel :

- *La fois dernière, il n'y en avait pas assez, cette fois il y en a trop ! C'est dingue leur truc !*

C'est tout ce qu'ils diront avant de quitter la salle d'attente. J'étais retourné. Je prenais l'annonce pour moi. Je savais mieux que personne ce que peut être une annonce d'échec dans un protocole de PMA, après tous ces efforts et ces espoirs. J'avais envie qu'ils me parlent, j'aurais voulu leur raconter nos débuts difficiles, mais la seule chose valable que j'ai réussi à dire c'était « Bon courage ».

J'aurais mieux fait de m'abstenir, ça faisait vraiment débile, comme un gros cheveu gras tombé dans une soupe très claire.

Lorsque mon épouse revint à son tour de son examen, j'étais pour le moins tendu. Son sourire me rassura :

- Tout va bien ! Plusieurs follicules se développent ! Tout se passe très bien.

J'étais fou de joie, mais je ne parvenais pas à oublier la peine du couple que je venais de voir.

Les échographies et les prises de sang se sont déroulées sans la moindre anicroche. Pour la première fois, nous étions plutôt sereins. Nous avons vu la date fatale approcher sans trop d'angoisse. La machine fut lancée le samedi 14 octobre à 21h30 très précises, par une dernière piqure qui allait déclencher l'ovulation 35 heures plus tard.

Le dimanche après midi, la veille de la ponction, mon épouse et moi-même sommes allés faire une petite balade dans le jardin public. Une balade très calme, pour ne pas fatiguer d'avantage mon épouse déjà épuisée par le traitement et dont le ventre était très endolori. Une petite balade de réflexion, à deux, au milieu des familles qui s'étaient apparemment toutes donné rendez-vous pour venir balader leurs enfants.

Puis l'heure est venue. Nous avons préparé quelques petites affaires pour partir ensemble dans un hôtel non loin de l'hôpital. Comme la première fois, nous avions voulu jouer la prudence et la décontraction. Plutôt que de faire une heure de route sous le stress d'une panne de voiture ou d'un accrochage, nous avions voulu jouer la proximité en passant la dernière nuit non loin du centre hospitalier.

L'hôtel était le même que celui que nous avions choisi neuf mois auparavant pour la première ponction. Un air de « déjà vu» qui nous fait comprendre que nous repartions de zéro. Et à chaque fois, nous espérons ne jamais avoir à y revenir.

Le grand jour, lundi 15 octobre à 7h15 nous entrions dans l'hôpital pour l'admission de mon épouse. Lors de la dernière ponction, Agnès avait demandé une anesthésie locale, et nous avions amèrement regretté ce choix. Le fait qu'elle ait été en hyperstimulation avait certainement aggravé la chose. Mais le fait était là : bien qu'elle ne soit pas de nature à se plaindre pour un rien, elle avait vraiment sérieusement souffert. Cette fois-ci, nous avions donc opté pour une anesthésie générale, ce qui impliquait une hospitalisation.

A 08h15, mon épouse était en tenue et répondait aux questions préliminaires posées avant chaque intervention chirurgicale. Après quelques minutes, je décidai de me rendre à mon tour « à mon poste », c'est-à-dire au sous-sol, au département de PMA. On se fit un dernier petit signe de la main, en se souhaitant mutuellement bon courage.

Ma simple participation dans tout le processus consistait à un « prélèvement » de spermatozoïde par masturbation. Une « partie de plaisir » au sens propre du terme, si l'on compare à ce qu'endurait mon épouse au même moment.

Ces spermatozoïdes allaient être immédiatement injectés dans les follicules prélevés lors de la ponction, pour faire au final de beaux embryons.

Je rejoignis le bureau de la PMA pour déposer les documents officiels nécessaires pour l'intervention, et j'attendis patiemment dans la salle d'attente qu'on vienne me chercher. Lorsque ce fut le cas, je procédai à l'opération dans cette petite pièce que je commence à bien connaître. Une fois la chose faite, je confiai le « prélèvement » à un médecin biologiste venu le récupérer. Il me fit patienter une dizaine de minutes, le temps de vérifier. Dix minutes, c'est long quand on attend de savoir si ce que vous avez donné sera suffisant pour être un jour papa.

Dix minutes plus tard, le biologiste m'appela dans le couloir pour faire un point. Les nouvelles étaient bonnes. Il disposait de tout le « matériel » nécessaire pour faire les injections dans les follicules. Je me sentais un peu à la masse : je lui fis répéter plusieurs fois. En fait, j'adore qu'on me dise que tout s'est bien passé…

C'est un peu ça, la PMA : dès que vous avez une bonne nouvelle, il vous faut attendre les autres nouvelles. Et la réussite totale, vous ne l'avez que neuf mois plus tard, si tout se passe bien. En l'occurrence, si je n'avais pas sauté au plafond à l'annonce de cette bonne nouvelle, c'est que je n'en avais toujours pas de ma femme. Je quittai donc les locaux de la PMA pour remonter dans les étages, dans la chambre de mon épouse.

En entrant, un lit manquait. Elle était toujours en salle de réveil. Je m'empressai de me renseigner auprès d'une infirmière qui me résuma la situation par « pas de nouvelle, bonne nouvelle ». Je pris mon mal en patience.

J'avais emporté avec moi mon ordinateur portable. Face à la fenêtre, j'installai ma machine, et entrepris d'écrire. J'avais commencé par compléter quelques documents pour mon travail, mais le moral n'y était pas. Je me résolus donc de compléter notre histoire de la PMA en ajoutant ce chapitre complet.

Finalement, vers midi, la porte de la chambre s'ouvrit. Un brancardier fit entrer le lit de mon épouse. C'était la première fois de ma vie que je voyais ma femme dans un lit d'hôpital, avec une perfusion branchée au bras, et des infirmières aux petits soins autour d'elle. Je vis tout de suite un sourire sur le visage de mon épouse, ce qui me rassura presqu'immédiatement.

Il n'empêche. Un malaise m'envahit, le même qui me trouble depuis le début de cette aventure… Un malaise causé par le fait que mon épouse vit toutes ces choses par ma faute, ou du moins, par la faute de ma défaillance physique.

C'est un étrange sentiment d'injustice que je ressens pour elle, mêlé à un puissant sentiment de fierté face à son courage. C'est certainement ce que doivent ressentir tous les hommes qui se retrouvent dans cette difficile position.

Mon épouse était parfaitement bien réveillée. Nous avons pu discuter tout de suite. Elle a pu m'expliquer combien elle ne regrettait pas le choix de l'anesthésie générale, par comparaison à la dernière ponction sous anesthésie locale. C'était décidé : si par malheur il fallait encore passer par là, ce serait une autre anesthésie générale, sans aucun doute possible.

Le reste de la journée a été d'un ennui mortel, entrecoupé par la visite d'un personnel irréprochable, d'une gentillesse à toute épreuve. Mais ce n'est que vers 17h00 qu'on nous annonça « le score » du jour, c'est-à-dire le nombre d'ovocytes recueillis : dix. Un score dans la moyenne générale, bref, une bonne nouvelle. Encore fallait-il savoir combien d'embryons allaient naître de cette dizaine d'œufs.

Vers 17h30, autorisation nous a été donnée de rentrer à la maison. Mais l'aventure n'était pas terminée pour autant : il nous fallait encore attendre une journée complète, avant de revenir à l'hôpital pour réimplanter deux embryons.

La journée du mardi a été étrange. Nous étions secrètement tous les deux angoissés par l'évolution de nos embryons, évolution dont nous ne savions encore rien à cet instant. C'est un moment curieux que celui-là : des cellules réunissant nos deux patrimoines travaillaient à se diviser tandis que nous attendions à la maison. Dans un sens, le miracle de la vie était en marche, puisque la division cellulaire est l'une des premières étapes de la vie. Encore fallait-il que ces embryons s'accrochent et fassent leur nid. Il nous fallait attendre le lendemain mercredi, pour en savoir plus. Attendre, c'était tout ce qu'il nous restait à faire.

Le mercredi matin, vers 9h00, le téléphone sonna. Je décrochai, en prenant le soin de mettre le haut parleur. Au bout du fil, l'un des nombreux médecins biologistes qui travaillent à l'hôpital. L'un de ces magiciens qui redonnent à des couples comme nous l'espoir de fonder une famille : bref, Dieu en personne ! L'homme avait une voix détendue, presque enjouée :

*- Tout va bien, me dit-il, on a pu avoir (il compta à haute voix de un à sept) sept beaux embryons. On va en reparler ce matin. Rendez-vous à 11h30 pour une réimplantation. On fera le point à ce moment là.*

C'était une bonne nouvelle, cela va sans dire. Sept embryons, c'est trois de moins que le score maximum que nous pouvions avoir en ayant récupéré dix ovocytes lors de la ponction, même si c'était là encore un score dans la moyenne.

A la maison, c'était la fête. Une drôle d'ambiance causée essentiellement par la chute d'un autre pan de la pression que nous avions sur les épaules depuis le début de la stimulation, qui avait commencé deux semaines plus tôt.

C'est ça la PMA, des rires, des larmes, de la douleur, de la joie et de l'attente pour faire le lien entre toutes ces phases extrêmes.

Le lendemain, nous étions au rendez-vous à l'heure dite. Un jeune médecin biologiste nous reçut dans un bureau, avec beaucoup de bonne humeur. Ces gens m'étonneront toujours : ils ont toujours le sourire, ils sont toujours sympathiques.

Le médecin nous posa quelques questions avant de faire un bilan des divisions cellulaires de nos embryons. Il en manquait un depuis la veille : il n'évoluait pas correctement et avait donc été écarté. De dix embryons potentiels nés d'une injection dans dix ovocytes, nous arrivions aujourd'hui à six embryons. Chaque embryon en moins, c'était une partie de nous qui disparaissait. C'était une chance en moins d'avoir un enfant. Nous le savions et la nouvelle refroidit un peu l'ambiance.

Sentant le spleen s'installer, le biologiste reprit la conversation en mains et nous demanda combien nous souhaitions en implanter. Le chiffre était toujours le même : deux. Nous signâmes les papiers, avant de repartir attendre quelques minutes en salle d'attente. Agnès fut rapidement appelée pour l'opération qui ne dura que quelques minutes, et nous voici déjà en voiture, de retour vers notre nid douillet.

Après la réimplantation commence alors une nouvelle épreuve, celle de l'attente. Pendant quinze jours, juste après cette réimplantation, il ne se passe plus rien. Du jour au lendemain, après avoir baigné dans l'ambiance hospitalière, plus de médecin, plus de biologiste, plus d'appel, plus rien.

Théoriquement, la femme traitée se trouve alors dans l'état « normal » d'une femme qui vient d'être « fécondée » par son mari. La grande différence, la vraie différence, c'est que normalement une femme ne connaît pas son état à ce stade, mais que la femme qui a suivi un processus de PMA, elle, ne le connaît que trop bien. Elle sait qu'elle a dans son ventre quelques cellules en train de se diviser, et elle connaît la difficulté pour arriver à ce stade.

Elle sait aussi que commence un processus qui reste encore aujourd'hui difficile à maîtriser : le processus de nidation. Le plus dur n'est pas fait : encore faut-il que les deux embryons restent et s'accrochent.

En l'occurrence, pour cette quatrième tentative, le drame en cinq actes s'est déroulé dans ses moindres détails, jusqu'à la tragique conclusion : encore un échec. De nouveau, il fallait tout recommencer.

## Cinquième et sixième tentative

Deux autres tentatives ont suivi ce quatrième échec, en janvier et en mars. Toujours le même cérémonial, toujours le même protocole, toujours ces allers retours à Poissy, ces injections, prises de sang, échographiques, rendez-vous chez notre médecin.

Toujours les grandes questions et en particulier celle-ci, essentiel : « *Au final, est-ce que tout cela va servir à quelque chose* ? ».

A ce stade, les échecs ne sont même plus des surprises. Nous les «sentions» arriver, il n'y avait presque plus de suspense. Il nous fallait aller jusqu'au bout de la démarche, et faire de notre mieux. C'est tout.

Je me souviens des conseils donnés par ceux qui n'avaient aucune idée de ce que nous vivions :

- *Vous y pensez trop, voilà pourquoi ça ne marche pas !*

Ce genre de réflexion avait le don de nous agacer. « Nous y pensions trop? ». Comment un tel protocole aussi intrusif dans une vie peut-il passer inaperçu ? Comment un couple peut-il « se changer les idées », lorsqu'il est en plein traitement ?

Le vrai soutien, nous l'avions de nos amis très proches, et surtout du personnel médical. Nous avions développé au cours du temps de vrais liens avec ceux qui nous ont aidés tout au long de notre entreprise, équipes de notre laboratoire et du centre PMA de Poissy.

A chaque fin d'année, nous nous faisions un devoir de déposer plusieurs boîtes de chocolat pour toute l'équipe, sans oublier les secrétaires qui sont « au feu » toute la journée, en contact direct avec les patients.

Dur métier que le leur. Car les réactions des patients sont très inégales. Il y a ceux qui recherchent l'empathie et qui nouent des liens de sympathie, et d'autres qui expriment leur agacement par une attaque en règle du milieu médical. Ceux-là voient dans le laboratoire de PMA un service (gratuit en plus) qui permet d'avoir un enfant quand tout semble perdu. Donc logiquement, tout retard ou complication dans la fourniture de ce service les agace.

Nous avons vu des futurs parents ruminer en salle d'attente, outrés de ne pas être reçus pile à l'heure pour leur rendez-vous. Leur médecin avait été appelé en urgence pour un accouchement difficile : dans de telles circonstances, on pourrait attendre des patients… un peu de patience… mais non.

C'est un peu le syndrome des temps modernes, avec des patients impatients, et des moyens médicaux qui ne sont plus à la hauteur des besoins réels. Entre les deux, il y a les secrétaires qui font tampon, dans leur bureau ou au téléphone.

Le téléphone… Il me plaît à rêver un jour d'un système Extranet (Web) pour tous les patients de PMA. Un système qui permettrait aux secrétaires de poster les dernières consignes, et aux patients de les récupérer depuis leur domicile, plutôt que de passer leur vie au téléphone. Pas si simple nous disait tantôt notre médecin : un tel système peut cacher d'autres problèmes. Certes, mais il en résout quand même pas mal au passage.

C'est ainsi que les mois ont défilé, les étapes, toujours les mêmes, se suivant avec une régularité effrayante. Fin mars, nous n'avions toujours pas réussi, et il ne nous restait plus aucun embryon. De nouveau, il fallait tout recommencer.

## Troisième ponction et septième tentative

Deux ponctions, et six tentatives plus tard, notre situation n'avait guère évolué. Plus on échouait, et plus l'idée de ne jamais y arriver nous obsédait.

Les congés d'été 2008 ont été un moment privilégié pour faire le point sur nos dernières tentatives. Nous avons décortiqué chacune d'entre elles, pour essayer d'identifier ce qui aurait pu nous faire échouer.

Pour chaque tentative sans exception, nous avons pu trouver un évènement ou des circonstances qui nous ont profondément stressés.

Il y avait eu de très mauvaises nouvelles dans notre cercle familial, pile au moment des traitements ou des réimplantations (décès, maladies, …), mais également des circonstances professionnelles qui n'ont pas dû nous aider.

Cette analyse nous a convaincu d'agir, et de casser la spirale de l'échec qui semblait s'être mise en place. Nous avons pris alors deux décisions.

La première, était d'avoir recours à des séances régulières d'acupuncture pour mon épouse. Une amie nous avait fait parvenir un article qui indiquait que les chances de réussite de PMA étaient supérieures pour les femmes qui suivaient ce type de séance pendant leur traitement PMA. Info, intox ? Cela ne nous coûtait rien d'essayer.

La seconde décision était de nous mettre au vert les deux semaines qui suivaient le transfert. Nous avons donc planifié notre absence à compter de la date du prochain transfert, et ce, quelques soient les impératifs professionnels de l'un ou de l'autre. L'objectif était de partir loin de notre domicile, de couper téléphones et télévisions, et de ne nous occuper que de nous.

C'est début Septembre qu'ont débuté les traitements pour la troisième ponction. La veille du grand jour, cette fois là, nous ne sommes pas allés à l'hôtel la veille de l'intervention. Exceptionnellement, ce sont des amis qui habitent Poissy qui nous ont hébergés. Une manière comme une autre de briser l'habitude qui nous menait invariablement à l'échec.

Le jour de la ponction, nous avons de nouveau revécu le protocole de l'intervention, avec l'admission, les questions, les préparations pré-opératoires. Après son départ au bloc, j'ai rejoins le laboratoire de PMA pour ma propre « participation » avec un prélèvement classique.

Puis je suis retourné dans la chambre de mon épouse, et j'ai patiemment attendu son retour. Plusieurs heures durant, pas de nouvelle. Jusqu'à ce qu'une infirmière m'indique finalement, avec quelques heures de retard, qu'il y avait eu une complication ayant nécessité un retour au bloc au pas de charge. Cela commençait bien…

Comme pour la première fois, la ponction n'avait pas été de tout repos. Choquée, mon épouse a regagné sa chambre en milieu d'après midi. Quelques heures plus tard, je me rendis au laboratoire pour connaître le « score », c'est-à-dire le nombre d'ovocytes récupérés.

La réponse m'acheva : seulement quatre ovocytes avaient été récupérés, au lieu des dix habituels. Cette ponction risquait de nous donner qu'une seule tentative, au lieu des trois habituelles.

J'étais paniqué : je ne savais pas trop comment annoncer cette nouvelle à mon épouse. Une des secrétaires avait essayé de me remonter le moral, en m'expliquant que ce n'était pas la quantité qu'il fallait rechercher mais la qualité. Elle avait ajouté que sur ce plan là, nos embryons étaient parfaits.

Finalement, j'ai préféré me reposer sur le corps médical pour tout expliquer à mon épouse. J'ai demandé au biologiste qui s'occupait de nous ce jour là de lui faire l'annonce, en prenant le plus de précautions possibles.

Malheureusement, trop de précautions, ce n'est pas bon non plus. En voyant arriver le praticien à pas feutré, à coup de « *malheureusement, ça arrive* », mon épouse a vite compris que le score n'était pas fameux. Mais, surprise, elle le prit très bien.

Dans l'attente de la réimplantation de nos deux seuls embryons, nous avons préparé nos affaires pour notre voyage. Deux jours plus tard, le téléphone sonna selon le rituel déjà bien huilé. Nous sommes partis à Poissy pour pratiquer la réimplantation. Puis nous avons pris nos valises, et sommes partis pour un séjour de deux semaines au bord de la mer.

Ce fut sans nul doute nos plus belles vacances. Nous avons laissé derrière nous toutes nos interrogations, toutes nos peurs, et tous nos doutes. Notre seule préoccupation était de profiter du beau temps, et de nous promener le long des plages.

Tout au long de notre séjour, mon épouse semblait ressentir de nouveau les petites sensations qu'elle avait connues lors de la seconde tentative qui avait à moitié fonctionné. Plus nous approchions de la date fatidique, plus nous avions peur d'être déçus. Mais rien ne se produisit.

Nous étions rentrés à notre domicile lorsque vint le jour de la première prise de sang de contrôle. Pour ma part, j'étais à un rendez-vous professionnel au siège social du groupe qui m'employait. J'avais demandé à mon épouse de m'appeler dès qu'elle avait les résultats.

Je venais de sortir de réunion. Au moment où mon épouse m'appela, j'étais dans le hall d'entrée de ce magnifique bâtiment qu'est le siège social du groupe. J'étais à cet instant précis face aux fauteuils de l'accueil: celui précisément où, quelques douze années plus tôt j'étais assis dans l'attente de mon premier entretien d'embauche.

Très calme, Agnès m'annonça que le résultat était positif. Elle était enceinte. Cette septième tentative avait fonctionné. Nous avions convenu d'attendre la seconde prise de sang avant de nous emballer et d'y croire.

N'empêche, en refermant mon téléphone, je pris une large respiration, et je savourai ce délicieux instant de la bonne nouvelle.

# Que du bonheur

Le jour où nous avons découvert ma stérilité et que nous avons entamé tous les examens à l'hôpital, nous nous étions dit si on nous annonçait tout simplement que la PMA était possible pour nous, le pari serait déjà gagné.

On s'imaginait que le stress allait immédiatement disparaître, et qu'il nous resterait « juste » à en attendre une issue favorable. Et puis rapidement, nous avons compris que ça n'allait pas être aussi simple. Nous avons encore connu le stress, l'angoisse, les doutes et les déceptions.

Alors, nous n'avions plus en tête qu'un seul objectif : celui de parvenir à une grossesse. On s'imaginait qu'une fois ce but atteint, le stress allait immédiatement disparaître, et qu'il nous resterait alors plus qu'à attendre l'accouchement dans le bonheur le plus complet. Et puis rapidement, nous avons encore compris que ça n'allait pas être aussi simple. Là non plus.

D'ordinaire, la première échographie pour une femme enceinte n'intervient qu'au troisième trimestre. Mais quelques jours seulement après la seconde prise de sang qui nous a confirmé la bonne nouvelle, nous étions de nouveau à l'hôpital de Poissy pour une échographie de contrôle. Une démarche normale dans le processus de PMA.

L'objectif était de valider les résultats sanguins en constatant par échographie que l'embryon était bien à sa place et qu'il s'était développé. Quand j'ai rejoint mon épouse et le médecin en salle d'examen, le praticien m'a tout de suite dit comme pour me rassurer :

- *Il n'y en a qu'un, pas de jumeaux.*

C'était en effet une possibilité non nulle, puisque nous avions transféré deux embryons.

Sur le coup, j'avais ressenti une sorte de déception, très vite suivie par un soulagement. J'avais su par la suite que mon épouse, pourtant consciente des difficultés de la gémellité pour avoir eux des sœurs jumelles plus jeunes, avait elle aussi ressenti une vraie déception.

Et puis le médecin m'a montré les clichés qu'elle avait pris: on y voyait un petit rond de quelques millimètres à peine. Cette petite bulle de 5,2 mm de diamètre très précisément, c'était notre enfant.

Le médecin nous a alors expliqué qu'à partir de ce moment, mon épouse était une femme enceinte comme une autre, soumise aux mêmes risques, mais avec les mêmes chances de réussite.

Une fois sortis, nous nous sommes retrouvés dans ce long couloir que nous avions tant parcouru ces derniers mois. Il y eut alors cet instant très particulier, très court, où nous nous sommes regardés. Nous étions tous les deux en train de réaliser que nous étions certainement à l'aube d'une nouvelle vie, et nous nous sommes embrassés.

Pour autant, notre mésaventure lors de notre seconde tentative nous avait quelque peu échaudés. Nous savions que rien n'était gagné, jusqu'à la naissance, mais surtout jusqu'à la fin des trois premiers mois. Tout pouvait encore arriver : le plus grand risque étant la fausse couche.

Nous avions connu au sein de nos amis les plus proches de belles histoires qui s'étaient mal terminées. Pendant nos années de tentatives, l'une de nos amies avait été enceinte à deux reprises, et à deux reprises, une fausse couche avant les trois mois avait mis fin aux espoirs de ce couple. A chaque fois, leur échec était aussi le notre, tout comme leur tristesse et leur chagrin. Cela avait été pour nous un rappel douloureux à la réserve et à l'humilité : aussi dur avait pu être notre grand combat durant toutes ces années pour arriver seulement à une grossesse, tout pouvait encore arriver.

Depuis plusieurs années, mon épouse et moi avons tenu le coup en nous fixant des objectifs atteignables, sans trop penser à la suite. Après l'annonce de ma stérilité, notre premier objectif était tout simplement d'entendre un médecin nous annoncer que la médecine pouvait nous aider. Puis, l'objectif avait été de parvenir à recueillir des ovocytes lors des ponctions, et de réussir à faire des embryons. Enfin, le grand objectif était d'atteindre un début de grossesse.

Maintenant, notre objectif était tout simplement de passer les trois premiers mois, sans fausse couche. Notre mode de vie se résumait finalement à espérer pouvoir aller plus loin dans chaque étape, avec le secret espoir d'atteindre un jour la ligne d'arrivée.

D'octobre à fin décembre, nous avons vécu en marchant sur la pointe des pieds, sans faire de bruit. Nous n'osions pas trop parler de grossesse, de peur de réveiller je ne sais quel diable qui se serait fait un malin plaisir de ruiner nos espoirs. Tous les matins, j'attendais avec anxiété de savoir si mon épouse allait m'annoncer à son réveil je ne sais quel problème annonciateur de mauvaise nouvelle.

Le problème des débuts de grossesse, spécialement lors de la première grossesse, c'est que la future mère avance dans l'inconnu. Elle ressent en elle tout un tas de bouleversement sans savoir ce qui est normal, ou ce qui ne l'est pas. Des douleurs, elle a forcément, et de toutes sortes. Comment reconnaître celles qui sont annonciatrices de mauvaises nouvelles, de celles qui, au contraire, montrent que la machine se met tout simplement en place?

Régulièrement, mon épouse semblait inquiète. Je la questionnais. Elle me répondait : « *Ca tire, j'ai mal. Tu crois que c'est normal ?* ». Comment pouvais-je bien savoir ? Alors, j'essayais de la rassurer alors que je ne savais rien de ce qui pouvait bien se passer.

Les semaines ont passé ainsi, dans une demi-angoisse, sans jamais trop oser se réjouir de ce nouvel état dont nous avions rêvé, de peur de n'avoir à le regretter. Nous avons vécu à l'affût d'éventuels signes avant-coureurs, sans jamais être vraiment totalement rassurés. Si mon épouse avait des douleurs, nous étions inquiets. Si le lendemain elle n'en avait plus, nous étions inquiets aussi.

Bien évidemment, tous les futurs parents vivent la même chose quand vient l'heure de la première grossesse. Mais pour en arriver là, tous n'ont pas vécu plusieurs années médicalisées, à coups d'injections, d'échographies, de prises de sang, de ponctions, de transferts d'embryons, d'attentes, de doutes, de douleurs et de stress.

En cas de malheur, il faudrait tout recommencer. Impensable. Si la douleur de perdre un enfant lors d'une fausse couche est terrible quelques soient les circonstances, à la douleur de cette perte s'ajoute pour ceux qui ont des difficultés à atteindre simplement la grossesse, l'angoisse de tout recommencer à zéro. Avec la sempiternelle question : et si jamais on n'y arrivait plus ?

Si vous vous sentez membre d'un club lorsque vous poursuivez un processus de PMA, une fois votre femme enceinte, vous sortez du cocon. Vous ne rencontrez plus l'équipe de PMA qui était aux petits soins avec vous. Au mieux, vous êtes simplement invités à envoyer régulièrement quelques informations sur la poursuite de la grossesse.

Ca peut paraître bête, mais quelque part, vous avez un peu l'impression de vous sentir tout seul. Pendant quelques années, vous avez été suivis, bichonnés, épaulés, écoutés, pris en charge par une équipe médicale, et puis tout à coup, plus rien. Ce n'est pas que ça vous manque, mais ça surprend.

Le premier nouveau contact avec le monde médical, ce fut en novembre 2008. C'était le premier rendez-vous de mon épouse avec le gynécologue qui allait suivre sa grossesse.

Nous avions choisi un praticien près de notre domicile, un médecin qui nous avait été chaudement recommandé. Agnès en était revenue enthousiaste. Le praticien avait un excellent contact : le courant s'était immédiatement établi entre le médecin et sa patiente. Et c'est bien le principal : tout le monde ne rêve pas de se faire soigner par Greg House !

Qui plus est, le praticien disposait de son propre matériel échographique. Agnès avait pu voir son enfant, ses petits bras et ses petites jambes. Elle avait même vu son cœur battre. Mon épouse m'avait fait part de ces détails par téléphone, alors que j'allais entrer en réunion dans le cadre de mon travail.

Pendant toute la réunion, j'étais sur une espèce de nuage. J'avais toutes difficultés du monde à trouver quelque intérêt aux propos de mon interlocuteur. Mon sourire béat devait certainement être inapproprié face aux enjeux techniques et fonctionnels du projet informatique dont il était question.

Les trois mois se sont passés dans une espèce d'attente de la tuile qui devait tomber. Mais elle n'est jamais tombée. Au pire, de temps en temps, une douleur plus vive mettait la pression, mais très vite, nous comprenions qu'elle était normale. Nous approchions doucement Noël, avec le sentiment que nous allions vivre les plus belles fêtes de ces dernières années.

Noël, c'était une merveilleuse occasion pour annoncer la bonne nouvelle à la famille. C'était le moment des cadeaux, des surprises, le moment des fêtes de famille.

J'avais confectionné un cadeau un peu particulier à cette occasion : une photo montage reprenant plusieurs images échographiques, avec une petite phrase anodine écrite en haut : « *Le 17 juin 2009, la famille va s'agrandir* ». Nous avions mis la photo sous cadre. C'était le cadeau pour les grands-parents, tout simplement.

Il fallait attendre le bon moment pour donner ce drôle de cadeau. Je piaffais d'impatience, et en même temps, j'avais un trac fabuleux. J'avais imaginé ce moment mille fois, et c'était aujourd'hui que nous allions pouvoir annoncer la grande nouvelle. Je ne voulais rien gâcher, je voulais profiter.

Les réactions des grands-parents étaient à la mesure de notre attente. Du côté de ma famille, l'arrivée d'un petit « Coupez », dernier du nom, fit l'effet d'une bombe, avec explosion de joies au sein de toute la famille. Un vrai festival ! Mais les plus heureux, c'était bien entendu les grands-parents.

L'année 2009 a commencé sous de bons augures. Mon épouse continuait de travailler, tout en faisant bien attention à son état de fatigue. Mais déjà arrivait l'échographie du troisième mois.

L'écho du troisième mois, c'est la première d'une longue série d'examens. C'est aussi l'une des plus importantes, puisque des mesures très précises sont faites à cette occasion pour identifier d'éventuelles malformations.

Certains parents la vivent dans la joie et l'extase, à la simple idée de rencontrer bébé « en vrai », par l'intermédiaire de l'écran de l'échographie, en oubliant tout le côté « médical » de l'affaire, et les mauvaises nouvelles que l'examen peut apporter.

En ce qui nous concerne, nous avons abordé cette étape avec beaucoup plus de stress. Le gynécologue était pourtant très détendu. C'était ma première rencontre avec lui. En sortant, j'avais dit à mon épouse que je voulais lui ressembler. Visage serein, voix posée, calme olympien, blouse blanche et stylo plume : la grande classe !

J'essayais de détourner mon stress en l'admirant manœuvrer son matériel. Un vrai pianiste virtuose devant son clavier aux milles boutons. Un appareil flambant neuf, écran plat, superbe. Mon œil d'informaticien scrutait l'écran en essayant d'imaginer les trésors d'ingénierie qu'il avait fallu déployer pour mettre au point un tel appareil. La dextérité du praticien à manipuler son joujou était tout aussi intéressante.

Ce médecin me rappelait mon beau-père, médecin radiologue de profession, lorsqu'il me faisait une démonstration sur l'échographe de son cabinet. Une démonstration impressionnante pour un novice tel que moi, passionné par ce mélange entre médecine et technologie.

L'échographie commença. Le médecin était pédagogue, et commentait chaque plan affiché sur l'écran. Nous avions les explications anatomiques en direct live, ce qui me coupait le souffle. Ici les poumons, ici le cœur, la rate, les jambes, les pieds, les doigts…

Les doigts… Bébé nous montrait sa belle main, et tous ses doigts étaient bien visibles. Une image troublante, que le médecin s'empressa d'imprimer pour nous en laisser le souvenir. Il reprit les mesures d'une voix calme et posée, nous indiquant à chaque fois si la mesure était normale.

En l'occurrence, tout était parfait. En nous donnant sa conclusion, mon épouse et moi avions ressenti un bien être impressionnant. La première étape était passée et tout allait bien.

Avant de quitter le cabinet, le praticien nous proposa un examen complémentaire sous la forme d'une simple analyse de sang. Cet examen permettait de calculer une probabilité de risque de trisomie 21 du bébé. Il nous en expliqua tous les détails, l'intérêt et les limites, et c'est en pleine connaissance de cause que nous avons signé le document d'autorisation. Et puis nous sommes sortis, heureux, plein de rêves en tête, et… je me suis vite empressé d'oublier complètement ce dernier point.

Nous avons passé une formidable semaine, comme c'était toujours le cas après chaque consultation médicale qui s'était bien passée. Pour l'heure, j'avais une pêche incroyable. Nous étions Samedi, il faisait beau, nous allions passer un merveilleux week-end et bien nous reposer.

Agnès était en ville : je devais aller la rechercher en voiture. Lorsque je suis arrivé au point de rendez-vous, j'ai compris en voyant son visage que quelque chose n'allait pas. Elle tenait son téléphone serré dans sa main, et avait l'air angoissée. Elle m'expliqua tout de suite la situation :

- *Le gynécologue a appelé !*

- *Comment ça, il appelé ?*

- *Oui, il a appelé, mais je n'ai pas entendu la sonnerie. Il a laissé un message. Il nous demande de le contacter lundi matin à la première heure.*

A cet instant précis, il y a eu un vide en dessous de nous. Et très vite, l'examen de détection de trisomie 21 est remonté à la surface, à une vitesse incroyable. Le test, ce fameux test, cette formalité. Non, vraiment, je ne pouvais pas imaginer qu'il puisse y avoir une mauvaise nouvelle. Il se trouvait que nous étions à moins de cent mètres du cabinet. Aussitôt, nous décidâmes de nous y rendre, sans attendre et sans nous annoncer.

En nous voyant entrer, le médecin fut surpris. Il avait déposé le message quelques minutes plus tôt. Qu'importe : il était ravi de notre présence, et nous invita à entrer dans son bureau. Comme à son habitude, il était calme et serein. Il énonça les faits, sans dramatiser. Et en effet, le résultat du test trisomie 21 n'était pas bon.

- *Ce test est une simple probabilité que l'enfant soit trisomique. Ce n'est pas une certitude. Il donne un « score » qui permet d'évaluer le risque : une chance sur X que l'enfant soit trisomique.*

Il ne fallait pas être devin pour deviner que le score n'était pas bon pour qu'on nous demande de venir si vite. Dans le cas présent, notre médecin faisait preuve d'une maîtrise totale de l'aspect émotionnel de l'annonce. Aucun alarmisme, beaucoup de sérénité, sans pour autant écarter tout risque que cette annonce comportait. Le médecin reprit ses explications :

- *Au-delà d'une « malchance » sur deux cent cinquante, on lève une alarme auprès des parents. La probabilité est assez forte pour justifier un test complémentaire, avec une amniocentèse. En dessous, ça ne veut pas dire que l'enfant n'est pas trisomique, mais on estime que la «malchance» qu'il le soit est assez faible pour se passer de l'amniocentèse*

Le décor était planté, le reste n'était pas rassurant :

*- En ce qui vous concerne, le résultat du test donne une probabilité d'une chance sur dix neuf.*

Autrement dit, notre « malchance » que l'enfant que portait ma femme soit trisomique était environ treize fois supérieure au seuil d'alerte au-delà duquel un examen complémentaire était vivement conseillé.

Cette annonce nous fit entrer dans une espère de quatrième dimension, une sorte de couloir sombre dans lequel nous allions marcher un peu hagard jusqu'à la fin de l'épreuve.

Nous sommes sortis complètement assommés, comme si nous venions de prendre un coup de poing en pleine face pendant un match de boxe. Et encore, les qualités personnelles du gynécologue avaient amorti les coups, c'était heureux. Nous avions donc le choix d'en rester là, ou d'aller plus loin dans les investigations pour confirmer ou invalider le risque annoncé par la première analyse.

Cet examen complémentaire, c'était une échographie dite «de référence» dans un centre hospitalier spécialisé, suivie d'une amniocentèse.

Autant l'échographie est sans risque, autant l'amniocentèse n'est pas une opération anodine. Elle consiste à enfoncer une aiguille dans le ventre de la mère pour ponctionner un peu du liquide amniotique dans lequel baigne l'enfant. L'opération est risquée sur deux plans : au moment de la ponction elle-même avec le risque de toucher le bébé avec l'aiguille, et après la ponction avec un risque de déchirure de la poche amniotique.

Le risque est loin d'être nul : dans un pour cent des cas, cette opération peut se révéler fatale pour l'enfant.

La situation dans laquelle nous nous trouvions était cornélienne. Nous étions confrontés à un paradoxe médical qui n'existe que dans les pays riches où l'on propose aux patients des technologies médicales de pointe. En somme, pour lever un doute de probabilité de risque de malformation, il nous fallait prendre un risque pouvant se révéler fatal à l'enfant. En termes de probabilité, on ne savait plus très bien quel risque était plus grand que l'autre.

Ce type d'annonce pose aussi une question grave au couple : si la trisomie 21 était vérifiée, que décider ? A cette question, deux réponses possibles. La première : quelle que soit l'issue de cet examen complémentaire, le couple garde l'enfant, et dans ce cas, risquer l'amniocentèse ne sert à rien. Mieux : il ne faut même pas faire l'analyse.

Seconde réponse possible : si le couple n'a pas la force de garder un enfant trisomique, c'est l'avortement thérapeutique. Dans ce cas, il faut faire les examens complémentaires et accepter les risques.

Autrement dit, avant le troisième mois de grossesse, les parents doivent réfléchir sérieusement sur cette question. L'enjeu est de pouvoir donner un consentement vraiment éclairé pour cette étude, lorsque vient le jour de signer l'autorisation. Cette réflexion nécessite à mon sens qu'on y prépare les parents bien en avance, pour qu'ils puissent en parler ensemble. Il est difficile de décider en quelques minutes, face au praticien.

Pendant tout le week-end, nous avons longuement réfléchi. Nous nous sommes accordés un délai de réflexion supplémentaire en ajoutant une étape : d'abord faire l'échographie de référence à l'hôpital de Poissy, puis aviser.

Nos avis sur la conduite à tenir changeaient plusieurs fois par jour. Parfois, nous nous disions que mettre en danger la vie de l'enfant pour être rassurés était très égoïste. Dix minutes plus tard, nous nous disions que vivre tout le reste de la grossesse avec une angoisse latente n'allait pas être bon pour lui, et qu'il fallait aller jusqu'au bout de la démarche.

Sur la conduite à tenir, les médecins sont aussi désarmés que les patients. Ils ont une conviction personnelle, mais ils ne peuvent pas vraiment la partager avec les parents. S'ils conseillent les parents dans l'une ou l'autre des directions et que l'affaire tourne mal, ils prennent une terrible responsabilité, alors qu'ils n'ont aucune certitude scientifique.

C'est dans ce contexte que nous avons compris que le mélange «responsabilité pénale du médecin » et « haute technologie médicale » était particulièrement détonnant. Si son conseil s'avère malheureux, il s'expose à de sérieux risques pénaux.

Vous êtes donc seuls face au choix, avec la désagréable certitude que vous n'avez pas toutes les billes en main pour bien décider.

Nous nous sommes donc tournés vers nos amis, et là, ce fut la surprise. La majorité de ceux ayant eu récemment un enfant étaient passés par la même épreuve que nous, ou avaient carrément refusé ce test.

Dans tous les cas que nous connaissons, il s'agissait d'un faux positif manifeste : l'amniocentèse réalisée par la suite avait prouvé que l'enfant était en parfaite santé. Un petit tour sur Internet nous a montré d'autres cas similaires, avec des risques calculés plus importants que les nôtres, et souvent une issue heureuse.

Quelques cas dramatiques aussi, mais avec des symptômes complémentaires, comme une mauvaise clarté nucale qui est un mauvais signe. Et quelques parents flippés, à qui le médecin avait annoncé par exemple une « probabilité » de 1 sur 1000 (soit un risque quatre fois moindre que le seuil d'alerte), et qui étaient complètement paniqués, à l'idée que le risque n'était pas de zéro !!

Le rendez-vous pour l'échographie de référence à l'hôpital de Poissy fut rapidement obtenu. Les jours qui ont précédé l'examen ont été pour le moins pénibles. La meilleure image que l'on pourrait en donner, c'est une sorte de mise en pause de la vie. Tous les projets de famille se figent dans la tête, on n'ose plus penser à l'avenir. On a la sombre impression de passer nos derniers moments avec ce bébé qui bouge maintenant de plus en plus dans le ventre de sa mère, comme s'il le faisait exprès.

Puis vint enfin le jour du rendez-vous. J'ai une certaine admiration pour le personnel médical en général et pour celui des hôpitaux en particulier. Ce ne sont pas les séries télévisées qui me l'inspirent, mais la vie réelle, et les contraintes que vivent ces professionnels au jour le jour.

Il faut attendre une heure ou deux en salle d'attente, dans le hall d'un grand hôpital pour comprendre que la vie n'est pas simple. Les patients portent souvent bien mal ce nom : ils viennent en clients et attendent un service rapide, totalement gratuit et si possible, avec un accueil digne de leur rang de client roi. Alors forcément, ça coince.

Pour passer le temps avant l'examen, j'écoutais les secrétaires parler avec les patients. J'étais atterré par ce que j'entendais. Difficile pour un personnel d'accueil de garder son calme toute la journée, quand un patient impatient vient râler parce que le médecin est en retard dans ses consultations. Difficile surtout de ne pas lui donner une taloche quand il continue de râler alors qu'on lui explique que le médecin en question a été appelé d'urgence pour un accouchement qui tournait mal.

Ce fut notre tour. Quand on vint nous chercher, notre impression était que notre vie familiale allait peut être se jouer dans les prochaines minutes. Nous avons été conduits dans une salle d'examen dans laquelle se trouvaient un bureau, un appareil d'échographie, et un jeune médecin, certainement un interne.

Nous avons commencé par un petit entretien le temps de lui expliquer notre parcours, et l'objet de notre visite. Le moins que l'on puisse dire, c'est que ce jeune médecin était aussi sympathique qu'il était mal coiffé : sa coupe de cheveux improbable style « je sors du lit » mobilisait mon attention et rendait l'instant plus léger.

L'objet de cet examen était de faire une échographie dite de référence avec un appareil plus puissant. Il fallait chercher les signes qui pouvaient donner du poids à la forte présomption de trisomie 21 : la taille de la clarté nucale, la taille du fémur, et d'autres paramètres qui échappent complètement au commun des mortels.

Le jeune praticien se révéla très doux et concentré. A priori, il ne décelait rien d'anormal. Un autre médecin entra dans la pièce. Si je prenais comme référence la série urgence, je dirais que c'était « la titulaire ». Une jeune femme toute autant sympathique que son interne. Après quelques échanges techniques entre eux, elle refit les mêmes gestes et confirma la conclusion : rien n'étayait la présomption. Mais bien entendu, cela ne prouvait rien. Le résultat du test restait ce qu'il était, et le doute subsistait.

Nous avons pris notre temps, et avons remis à la semaine suivante cette fameuse amniocentèse qui nous faisait tellement peur. Pendant une semaine, nous avons mis notre vie en parenthèse, comme si nous avions retenu notre souffle toutes ces journées durant. Et puis finalement, nous nous sommes décidés.

Une semaine plus tard, nous étions de nouveau à Poissy, entre les mains du même médecin que nous avions eu pour l'échographie de contrôle. Je n'ai pas souhaité assister à l'intervention, pas plus que mon épouse ne souhaitait me voir tourner de l'œil. Je me suis donc contenté de faire le guet à la porte d'entrée, interdisant à quiconque d'entrer le temps de l'intervention.

Une infirmière s'était présentée à la porte, mais je lui en barrai l'accès. Elle me fit un « excusez-moi » pour que je m'écarte, mais je refusai, en lui expliquant qu'une amniocentèse était en cours, et que j'aimerais bien qu'elle patiente deux petites minutes, ce qu'elle fit avec un grand sourire. Je devais vraiment alors l'air désespéré pour qu'elle accepte !

L'intervention se déroula normalement. Nous avons tremblé les jours qui ont suivi, dans l'attente des résultats, mais également de peur d'une fausse couche. Le bébé est bien resté au chaud. Quant aux résultats, c'est une sage-femme de Poissy qui nous les a communiqués par téléphone. Au ton enjoué de sa voix, cette personne était heureuse de nous apprendre que tout était normal. Il s'agissait bien d'une fausse alerte.

Comme l'analyse est une étude chromosomique, elle permet de définir de façon sûre et sans erreur le sexe de l'enfant. La sage femme demanda à mon épouse si nous souhaitions avoir cette information. Elle répondit par l'affirmative.

C'est ainsi que j'appris que j'allais être papa d'un petit garçon.

La nouvelle me fit un choc. Elle rendait cette aventure parfaitement concrète. Garçon ou fille, je ne m'en étais pas soucié. Mais la perspective d'un petit garçon me rendait fou de joie. Je pouvais désormais imaginer nos futurs jeux dans les années à venir.

C'est sur cette extraordinaire bonne nouvelle que nous avons pu enfin retrouver une vie normale et heureuse, jusqu'à la tuile suivante. Et elle n'a pas attendu longtemps pour tomber. Trois semaines après les résultats, nous étions de nouveau chez notre médecin pour l'échographie du cinquième mois.

Avant l'examen, nous avions évoqué avec le praticien notre angoisse pendant ces dernières semaines d'incertitude et de doute. Mais, comme je l'indiquais, « tout était bien qui finissait bien ». C'est sur cette bonne note que le médecin démarra l'examen.

Tout était normal, sauf... Sauf une mesure au niveau du cerveau. Quelque chose clochait. Une mesure était limite, pas vraiment anormale, mais juste dans la limite acceptable. Trop limite pour être ignorée, mais pas assez pour être dramatique. Notre médecin nous avait bien expliqué : il avait quelques doutes sur l'angle de son échographie, ce qui pouvait expliquer ce résultat. Mais le doute était là. Il souhaitait une échographique de contrôle, à Poissy.

C'est ainsi que moins d'un mois après l'amniocentèse, nous étions de nouveau dans la salle d'attente de l'hôpital de Poissy, pour une échographie de référence.

Je repensais à ce moment là à nos premiers rendez-vous PMA, lorsque nous avons débuté toute cette aventure. Mon épouse et moi avions envié ces femmes au ventre rond qui attendaient avec nous. Comme elles étaient enceintes, nous nous disions qu'elles devaient forcément baigner dans le bonheur le plus parfait. Nous ignorions qu'elles devaient tout autant flipper que nous, pour d'autres raisons.

Pendant toute la durée de l'analyse, l'ambiance était lourde. Malgré tous les efforts des médecins pour nous dérider, nous étions tendus comme des arcs. C'est avec soulagement que nous avons eu le résultat : tout leur semblait normal. Nous avons pu rejoindre notre domicile, fortement soulagés certes, mais désormais dans l'expectative : quelle sera la prochaine mauvaise nouvelle?

Etre enceinte, « c'est que du bonheur » disent ces femmes pour qui tomber enceinte est une simple formalité, et pour lesquelles la grossesse est un merveilleux moment de joie et de béatitude. Pour nous, tout semblait compliqué et stressant, tout le temps.

Mais ce n'était pas encore fini. Car au septième mois de grossesse, notre médecin nota un retard de croissance du bébé. La raison tenait certainement à son AOU que le médecin avait déjà diagnostiqué quelques mois auparavant.

AOU, cela signifie « *Artère Ombilicale Unique* ». C'est comme cela que j'appris que le cordon ombilical possédait normalement deux artères. Notre fils n'en avait qu'une seule.

Ce petit bonhomme nous aura tout fait !

Un retard de croissance doit être étroitement surveillé. Passé un certain stade, il peut aboutir à une souffrance de l'enfant, ce qui nécessiterait un accouchement en urgence.

Nous apprenions ainsi que ces retards peuvent être également provoqués par le tabagisme des femmes enceintes. Cela n'empêche pas certaines futures mamans de continuer à fumer pendant leur grossesse. A l'hôpital, il y a bien souvent des femmes enceintes qui fument à l'entrée, sans se poser la question. Peut-être viennent-elles d'ailleurs surveiller le retard de croissance de leur enfant ?

A partir de ce moment, notre médecin ne voulut prendre aucun risque. Mon épouse fut alors sous la surveillance d'une sage femme qui venait à la maison deux fois par semaine, pour un « monitoring ».

Cela consiste à positionner un appareil d'écoute sur le ventre de la maman pour enregistrer les battements de cœur du bébé. L'analyse des graphiques sur trente minutes permet de déceler les éventuelles anomalies que le retard de croissance peut causer.

Ce fut l'entrée en scène, dans notre aventure, d'une sage-femme pleine de vie, sympathique et pleine de bons conseils. Elle sera la principale visite de mon épouse pendant toute la fin de sa grossesse, et un magnifique coach pour les cours d'accouchement.

C'est sous cette étroite surveillance médicale que nous avons vécu les dernières semaines de grossesse.

# La naissance tant attendue

Pendant neuf mois, notre hantise était que bébé arrive trop tôt. Pendant plusieurs mois, nous avions répété au bébé la date cible fatidique : « 17 juin » pour qu'il comprenne bien qu'il ne devait pas arriver avant. Et bien il nous a entendus, et il nous a obéi. Rien à faire pour le faire arriver avant terme.

A chaque échographie, notre médecin pouvait constater qu'il grossissait toujours bien. Mais début juin, la courbe a commencé à stagner. Du fait de son artère ombilicale unique, le garder plus longtemps aurait été une prise de risque inutile.

Pour cette raison, le jeudi 4 juin, le médecin pratiqua sur la maman une manipulation censée faire dilater le col ; dans les 24 à 48 heures, cela pouvait déclencher l'accouchement.

Je pris donc une journée de congés le lendemain, pour être présent à l'heure décisive. Vendredi, il ne se passa rien. Samedi, rien de plus. Samedi à 18h00, notre sage femme vint à la maison pour réaliser le monitoring de contrôle. Tout était parfait, mais rien ne se passait. Rendez-vous était pris pour lundi, avec le médecin.

Vues les circonstances, ma présence à la maison ne servait plus à grand-chose. Je repris dès lundi matin le chemin de mon travail, la mort dans l'âme. Je m'étais préparé au grand jour, et revenir au bureau était quelque chose de très étrange. De plus, ayant annoncé à tous mes collègues que le grand jour allait être pour le week-end, il a fallu expliquer à chacun d'entre eux que le D-DAY avait été momentanément reporté, faute de soldat.

Le lundi, un examen du col montra qu'effectivement, il ne se passait rien. Rendez-vous était pris pour le mercredi. Bien que ne travaillant pas ce jour-là, la sage femme qui suivait Agnès lui proposa d'aller la chercher en voiture, de l'amener à la consultation, et de la ramener à la maison ensuite. Il y a des professionnels comme ça qui redonnent confiance en l'espèce humaine.

Oui, mais voilà : mercredi soir, toujours rien. Mais le gynécologue considérait que le fruit était assez mûr pour être cueilli. Il nous demanda de nous rendre à la maternité le vendredi 12 juin pour un déclenchement. Cette fois, c'était définitif.

Notre jeudi soir a été une soirée unique. C'était la dernière soirée « tous les deux », le dernier repas « tous les deux », le dernier film « tous les deux », la dernière nuit « tous les deux ».

La dernière nuit tout court, d'ailleurs, sans aucun doute.

Nous sommes arrivés très tôt à la maternité, vers 08h00 du matin. Arrivés en salle d'attente, une sage-femme prit mon épouse en charge pour un premier examen du col qui a montré… qu'il ne se passait toujours rien. Ensuite, un monitoring a montré que bébé se plaisait très bien dans son nid. Nouvelle confirmée par une échographie. Le médecin de garde nous fit une synthèse :

- *Inutile de forcer la nature, revenez dimanche.*

Nous sommes revenus bredouilles à la maison, sans autre bagage que nos valises. C'est une situation que nous prenions à la rigolade, mais tout de même : difficile de toujours se préparer psychologiquement. Sur notre blog personnel, je mettais en garde bébé :

- *Attention à force de nous jouer ce tour, on va finir par ne plus te croire quand tu arriveras vraiment !*

Dimanche matin, nous avons repris le chemin de la maternité. Mais cette fois-ci, j'en étais convaincu, bébé allait encore nous rejouer la même scène. Arrivés dans le service, rebelotte : examen, monitoring, …

Séparée de nous par un rideau, une autre future maman était sous monitoring elle aussi. Le bruit qui régnait dans cette petite pièce me faisait penser à mon grand père maternel, quand il m'emmenait voir ses poules dans le vieux poulailler. Toutes les poules faisaient un bruit rythmé qui ressemblait exactement au son qui sortait des deux appareils de monitoring. Sauf que le bruit que nous entendions, c'étaient les battements du cœur de nos enfants.

Soudain, un autre bruit se fit entendre. Un bruit sourd, comme un évier qui se vide, quelque chose comme ça. Une personne arriva en assistance :

- *Ah, vous avez mangé des épinards hier soir, et du riz ?*

La maman venait de vomir son repas de la veille.

Cette fois, le médecin de garde c'était notre gynécologue. Une chance ! Il sonna la fin de la récré : il allait déclencher la venue de notre fils dans ce bas monde. Bizarrement, autant j'étais prêt la veille, autant là… Je n'ose pas dire que je m'y attendais pas (on ne me croirait pas), mais quand même…

A 11h00, Agnès entra dans la salle de travail. Quand on entre dans cette pièce, on se dit que ça devient sérieux. Des appareils un peu partout, une table de travail qui n'a rien d'un lit confortable, des étagères de matériels stériles, des compresses, des produits, … Et une lampe articulée de salle d'opération pendue au dessus de la table de travail. Un détail redonne pourtant toute la chaleur à ce lieu blanc, froid et stérile : une chaîne stéréo qui diffuse de la musique en sourdine.

L'opération de déclenchement fut courte, avec l'apposition d'un simple gel. A 13h30, l'infirmière conduisit Agnès dans sa chambre. Il ne restait plus qu'à attendre. Au fil du temps, les contractions se sont faites plus précises.

Pour faciliter la descente du bébé, Agnès mit en pratique tous les enseignements prodigués par la sage femme qui l'avait préparée : station assise sur un gros ballon, et petite balade à pied devant la maternité, par un bel après-midi d'été.

A 17h00, de nouveau un monitoring : les contractions étaient beaucoup moins fortes. Agnès était déçue : ça risquait d'être plus long que prévu.

A 21h50, un nouveau monitoring confirma que les contractions n'étaient pas fabuleuses. La sage femme me suggéra de retourner chez moi pour dormir. Heureusement, j'ai refusé.

A 22h30, j'appelai une dernière fois mes parents, comme ils me l'avaient demandé, pour leur dire que tout allait bien. A cet instant, j'étais assis sur le lit de mon épouse. Nous étions bercés par le ronronnement rassurant des battements du cœur de notre fils, diffusé par l'appareil de monitoring. Les contractions étaient encore faibles, et Agnès n'en souffrait aucunement.

Et puis subitement, le rythme des battements de cœur ralentit d'un coup. Agnès et moi avions les yeux rivés sur les chiffres affichés sur l'écran de l'appareil de contrôle : ils dégringolaient en même temps que nous entendions le rythme ralentir de plus en plus.

De 200 battements / minute, nous étions à 100, 80, 60, 40,… J'avais l'insoutenable sensation d'assister à l'arrêt du cœur de notre fils.

Il était 23h00, je me précipitai dans le couloir, pensant tomber sur quelqu'un, mais je ne vis personne. De retour dans la chambre, je déclenchai le bouton d'alerte, et me remis dans le couloir pour voir quelqu'un arriver. Mais toujours personne. Je courus dans la zone des salles de travail et y trouvai une sage-femme qui revint rapidement avec moi.

A cet instant, j'espérais que j'allais simplement passer pour le stressé de service, pour un jeune papa qui s'inquiète d'un rien.

Mais le réflexe de la professionnelle me fit comprendre que j'avais eu raison de me presser. Rapidement, Agnès fut mise sous oxygène, tandis qu'une perfusion était placée, au cas où une intervention d'urgence devait être déclenchée pour extraire le bébé. Le médecin de garde fut appelé en renfort.

Pendant quelques minutes, sage femme, gynécologue et infirmières se sont échangés quelques paroles. Rien ne laissait transparaître chez eux une quelconque crainte, mais les gestes médicaux étaient précis.

Agnès et moi laissions faire sans parler. Peut-être n'y avait-il aucun risque, mais je ne me sentais pas bien. Depuis le début de notre aventure, j'ai toujours eu le sentiment qu'il y aura toujours quelque chose qui nous empêchera d'atteindre notre but, au tout dernier moment. J'ai cru que ce moment était arrivé.

Mais petit à petit, les battements du cœur ont repris leur rythme régulier et rapide. Le bébé s'est remis à bouger comme d'habitude, ce qui a visiblement enchanté toute l'équipe médicale. Tout redevenait possible.

Quelques minutes après cet incident, les contractions ont reprise de plus belle. Le processus semblait définitivement engagé, comme si le corps de la maman s'était dit qu'il ne fallait plus trainer. Vers 1h00 du matin, on nous annonça que nous allions passer en salle de travail. Avant d'y arriver, Agnès perdit les eaux à 1h15.

Vers 1h30, nous passions en salle de travail. Dix minutes plus tard, un anesthésiste nous y rejoint. Il m'invita à aller voir ailleurs si il y était, histoire de lui laisser tranquillement poser la péridurale.

J'attendis donc dans une autre salle de travail, laissée inoccupée, le temps que l'opération se fasse. Le moment était fort. Je pensais à mille choses. L'ambiance était étrange. Cette salle vide dans laquelle je patientais était plongée dans la pénombre, lumière éteinte, mais la chaîne hifi toujours allumée diffusait en sourdine la chanson « I'm still loving you » de Scorpion.

Je rejoignis Agnès en salle de travail une fois la péridurale posée. Tout allait bien. Il restait à attendre que le travail se fasse.

A cet instant, il était 2h00 du matin environ, et je me disais que d'ici 2h00 à peine, tout serait terminé. Pendant toute cette attente, j'avais les yeux rivés sur l'écran du monitoring. Je pouvais y voir monter le chiffre indiquant l'intensité d'une contraction. Je surveillais en parallèle les battements du cœur, traumatisé par l'expérience que nous avions eu quelques heures auparavant.

L'attente fut longue, très longue. Nous étions les derniers de la nuit. La sage femme resta de temps en temps à discuter avec nous, à parler de chose et d'autre, et d'accouchement, bien évidemment.

Régulièrement, elle venait voir où en était la dilatation du col. Quatre centimètres, six centimètres, … Notre fils commençait à voir le bout du tunnel.

Lorsqu'elle nous annonça qu'elle touchait la tête de notre bébé, ça m'a fait un choc : il y avait donc bien un bébé, ce n'était pas une blague !

C'est à 7h00 que les choses ont commencé à prendre une tournure inattendue. La sage femme nous avait rassurés quant au petit poids estimé de notre bébé, en nous disant qu'au moins, l'avantage sera de le faire sortir rapidement. Oui, mais c'était sans compter sur un mauvais positionnement de la tête.

Pendant un examen du col, elle nous indiqua que la tête n'était pas dans une bonne position et que ça allait peut être bloquer. Nous devions attendre, et tenter de faire bouger Agnès pour voir si bébé allait se remettre dans le bon sens. Le tout était dit sans dramatisation aucune, sans stress, dans un grand calme.

La seule information qui manquait, c'était de savoir s'il existait des alternatives au cas où bébé restait dans cette position. A cet instant précis, la question me brûlait les lèvres, mais je me refusais à la poser, de peur qu'on nous réponde d'un silence gêné, et que cela nous mette en panique. Je me rassurais en me disant qu'au pire, ils feront une césarienne.

C'est vers 8h00 que les choses sérieuses ont vraiment commencé. A ce moment-là, ça ressemble un peu au décollage d'un avion de ligne, avec les procédures qui s'enchaînent, et le « armez les toboggans » des hôtesses.

On attache sa ceinture, la tension monte car si le risque est faible, la phase est cependant délicate. Il y a les passagers qui stressent, ceux qui ne ressentent rien de particulier. Et face à eux, il y a les hôtesses et les pilotes qui se doivent d'être d'un calme exemplaire, même (et surtout) dans les circonstances les plus graves.

Quand la sage femme sentit que le moment venait, elle appela une assistante à ses côtés. Une jeune femme entra dans la pièce, nous salua avec un grand sourire et commença à préparer le petit matériel, les perfusions, les compresses et autres produits. Pour elle, c'est la routine. Pour nous, c'est juste le moment le plus intense de toute notre existence.

Elle releva les barrières latérales de la table, pour offrir « des manettes » à la maman : en clair, des poignées sur lesquelles elle pourra s'agripper quand viendra le moment de pousser. Dans l'instant qui suivit, le lit fut relevé à la hauteur maximale. Les choses s'enchaînèrent comme dans une procédure rôdée. Tout se mit en place pour ce si long et à la fois si court voyage que bébé allait entreprendre. Un petit pas pour l'homme, mais un grand bond pour bébé !

Dès qu'une contraction s'amorçait, la sage femme donnait les consignes à mon épouse. J'essayais d'être utile, en relevant la tête de mon épouse lorsqu'elle poussait, ou en pulvérisant de l'eau sur ses lèvres.

Mais le papa se sent vraiment impuissant pour aider son épouse. Limite, on est ridicule. La sage femme vérifia une nouvelle fois et confirma que la tête restait bloquée. Elle refit plusieurs tentatives et demanda finalement qu'on appelle le gynécologue à la rescousse.

C'est notre médecin qui arriva, avec son air décontracté habituel. En entrant dans la salle de travail, avec un petit sourire, il dit à ma femme que « vraiment, jusqu'au bout, bébé ne nous aura rien épargné » !

Les deux professionnels discutèrent des options possibles. Lorsque notre médecin répondit « non, trop tard, il est trop engagé », j'ai su que la césarienne n'était plus une option possible.

Face à cette situation bloquée, au sens propre du terme, ma femme me décontenançait par son calme et sa sérénité. Elle faisait confiance, et se pliait à toutes les demandes de bonne grâce sans dire un mot. On ne pouvait distinguer dans sa voix aucun stress. Tout simplement, elle était impressionnante et j'étais fier d'elle!

Bon, en fait, elle était aussi complètement shootée. Elle planait dans les hautes sphères, ça aide. J'aurais bien pris moi-aussi deux ou trois décontractants.

En ce qui me concerne, je n'étais pas en mode panique, mais disons que j'avais sur la situation un angle de vue différent, qui me permettait de voir et d'entendre des choses qui échappaient à mon épouse.

J'essayais de décrypter les échanges entre le médecin et la sage femme, pour comprendre quelles options il nous restait pour nous sortir de ce mauvais pas. Puis tout alla très vite.

La sage-femme me conseilla de sortir, si je m'estimais sensible. J'eus quelques secondes pour réfléchir, mais je décidai de rester.

Le gynécologue s'assit au bout de la table de travail, comme un pianiste à son clavier. Il commença son travail sans exprimer aucune émotion particulière. Je ne regardais pas beaucoup dans sa direction. J'étais plutôt mal installé, j'enjambais les fils électriques de quelques appareils. Mieux valait ne pas tomber dans les pommes à cet endroit là, sinon, j'emportais le matos avec moi !

Mais lorsque je tentai un coup d'œil, j'assistai à un spectacle que je ne regrette pas d'avoir vu : le gynécologue maniant les cuillères des forceps comme un peintre de talent maniant ses pinceaux. C'était absolument impressionnant de dextérité et de précision.

L'instant qui a suivi a été un moment magique.

Ca commence par un petit cri. On n'ose même pas croire que c'est bébé qui annonce lui-même son arrivée. Et pourtant, la seconde d'après, un petit être s'extrait de nulle part pour atterrir sous votre nez. Un miracle, c'est fou !

Il est tout gesticulant, couvert d'une matière blanchâtre. Il a encore son cordon. Il est toujours relié à maman. Il est 8h25, nous sommes lundi 15 juin 2009, et après 21 heures de travail, nous sommes enfin parents. Et moi, père, malgré tout.

Cette rencontre avec bébé a été courte, mais intense. Première réunion de famille furtive, avant que bébé ne soit emmené pour les premiers tests de naissance.

Nous pouvions entendre quelques pleurs, tandis que mon épouse et moi, nous nous parlions sans dire un mot : juste par le regard et les sourires.

Mais rapidement, la famille fut de nouveau réunie. Immédiatement, bébé se connecta sur le garde-manger de maman, tandis que le gynécologue s'adonnait à de petits travaux de couture dans une indifférence générale. Vive la péridurale !

Tout homme qui assiste à un accouchement ne peut qu'être impressionné par la violence de l'acte et par les efforts de la maman avant, pendant et après l'accouchement.

La religion catholique impute à Eve la responsabilité d'enfanter dans la douleur, pour avoir donné cette fichue pomme à Adam. Je pense que si les femmes modernes tombaient un jour sur elle au coin de la rue, elle passerait un mauvais quart d'heure.

Une fois la pression retombée, j'ai repensé à toutes ces femmes qui militent contre les « accouchements industriels » en maternité, et qui plébiscitent le retour aux valeurs ancestrales de l'accouchement à la maison.

Elles rêvent d'accouchements sans péridurale, au milieu du salon et au coin du feu (je l'ai vu dans un reportage, je n'invente rien), ou dans la chambre conjugale, comme au début du siècle dernier.

Mais dans le salon, pas de gynécologue sous la main pour sortir bébé d'une mauvaise passe tandis qu'il s'étrangle avec son cordon, pas de salle d'opération pour une césarienne en urgence, pas de magicien du forceps et de la couture pour extraire un bébé en perdition. Bref, un accouchement à l'ancienne. Si nous avions fait ce choix, notre fils serait mort.

Ces militantes opposent aux critiques que les femmes des temps anciens ont toutes accouché de cette manière, et que nous sommes tous sur terre pour prouver que cela fonctionne.

C'est un peu court comme argument. Ce serait oublier toutes les femmes mortes en couche, tous les bébés morts nés, tous les handicaps dus aux accidents d'accouchement. Le militantisme s'apparente souvent à de l'extrémisme, et s'accommode très bien de petits raccourcis.

Mais bientôt, ce fut le premier bain, le retour en chambre, les premières photos, les premiers cris, les premiers bisous. Quand on n'a que quelques heures de vie, chaque chose est une première fois qui se fête.

Immédiatement, une autre vie a commencé pour nous. Les premières heures sont celles de l'émerveillement. Tous les parents considèrent très certainement que leur propre enfant est le plus beau du monde. Bien sûr, ils se trompent ! Car le plus beau bébé du monde, c'était le nôtre.

Au final, le poids de bébé dépassait les prévisions : il pesait 2,940 kg, une vraie surprise. Sa taille de 50 centimètres le plaçait tout à fait dans la moyenne. Bébé n'était pas joufflu. Disons qu'il était plutôt « swelte ».

Toute la famille attendait nos nouvelles dans la nuit, aux alentours de 3h00 du matin, or il était 9h30 quand tout fut terminé. Le stress était à son comble chez les grands-parents et chez les tantines qui attendaient nos nouvelles avec anxiété.

Le SMS que j'ai envoyé ce jour-là à nos amis et à notre famille était chargé d'émotion. Cela faisait plusieurs années que j'attendais de pouvoir taper ce petit message tout simple sur le clavier de mon téléphone :

*- Stanislas Coupez est né ce matin à 08h25. Tout le monde va bien. A bientôt.*

Stanislas ou Stan pour les intimes, Stanou pour ses parents. Un prénom qui ne doit rien au hasard. C'est celui de mon grand-père maternel : Stanislas Pawlaczyk, né à Jelonki en Pologne en 1907, immigré en 1930 en France, dans le Nord.

Une force de la nature, ce grand-père, chef de culture dans une ferme agricole du Nord. Un homme courageux, droit, digne, et un formidable grand-père pour ma sœur et pour moi-même, tout comme l'étaient les quatre arrière-grands-pères de notre fils. Mon grand-père serait surpris de savoir que son petit fils porte son prénom.

On nous avait dit qu'une fois le bébé au monde, on oublie la PMA et tout ce qu'il a fallu faire pour arriver à ce résultat.

Mais au cours de cette première journée passée avec mon fils, presque trois ans jour pour jour après ma première consultation à Poissy, je ne cessais de repenser à ces heures passées en démarche, en attente, en examens,…

Les premières heures en chambre, je ne cessais d'admirer Stanislas endormi dans son berceau, et je me répétais sans cesse « Incroyable, nous y sommes arrivés ! ».

**Il était pourtant là devant moi, ce petit bonhomme, mais je n'y croyais pas. Je n'y crois toujours pas.**

# Epilogue

De notre vie « d'avant », il nous reste un énorme dossier qui contient toutes les ordonnances, résultats d'analyse et autres documents officiels. Il nous reste aussi nos souvenirs, nos émotions, et ce livre qui se termine.

Les photographies prises le jour de la naissance de Stanislas nous semblent remonter au siècle dernier. La petite crevette fragile est devenue un petit bonhomme plein de vitalité, yeux bleus, cheveux blonds, grand et mince malgré un appétit féroce : un vrai surfeur !

Ces deux années qui vont été ici racontées ont été pleines d'aventures pour lui et pour nous. Il a fallu ajuster nos vies, et nous adapter à l'arrivée de ce petit homme que nous avons pourtant attendu si longtemps.

Pour lui donner plus d'espace, non sans émotion, nous avons quitté l'appartement dans lequel nous avions vécu toutes les années PMA, pour nous installer dans une maison avec un grand jardin.

Stanislas a très vite concentré toute l'attention du monde. Pendant quelques temps, il était le seul jeune enfant de la famille : grands-parents, tantes, et amis ont vite formé un fan club dont les débordements d'affection sous toutes les formes nous remplissent toujours d'une joie infinie.

Comme tous les autres parents, nous vivons les grandes étapes de sa vie : ses premiers sourires, ses premiers déplacements, ses premiers pas, ses premiers mots, ses premiers Noël, les premières cloches de pâques. Ses premiers caprices aussi, et ses premières belles colères. Il a du caractère le bonhomme.

En mai 2010, nous avons fêté son baptême. Nous avons invité à la fête toute notre famille et nos amis les plus proches. Ce fut un moment magique, et particulièrement réussi. Comme nous nous l'étions promis le jour où nous avons appelé le cousin à l'aide, Jean-Philippe est le parrain, et notre amie Emmanuelle, la marraine.

Jusqu'en Septembre 2010, mon épouse était en congé parental. Puis, la mort dans l'âme, il a bien fallu reprendre le chemin du travail, et confier notre fils à une Nounou.

Stanislas la nommait affectueusement « Tata ». Les premiers jours avaient été difficiles pour tout le monde. Drôle d'impression que de laisser son fils à une autre personne après avoir eu tant de difficultés à le faire venir au monde.

C'est début 2011 que nous avions décidé de donner à Stanislas une petite sœur, ou un petit frère. Nous sommes retournés à Poissy, pour un nouveau rendez-vous avec notre médecin.

Curieuse ambiance que celle de ces « retrouvailles » dans les nouveaux locaux du centre gynécologique. Notre fils nous accompagnait, bien sagement. Il était face à ce médecin, le docteur Marc Bailly, à qui il devait son existence. Echanges de regards entre les deux protagonistes, sans un mot, pendant quelques secondes...

Nous avions profité de ce rendez-vous pour saluer toute l'équipe de PMA, et leur présenter par la même occasion ce fils prodige ! Nous avons retrouvé non sans une certaine émotion ce grand couloir sans charme qui mène au laboratoire, toujours situé en fond de cave. Nous avons retrouvé les lieux, les hommes et les femmes qui ont fait partie de notre quotidien pendant si longtemps.

Stanislas eut droit à un accueil digne d'une star. Sa photo trône sur les murs du centre, en bonne place. Nous étions des vieux de la PMA : nos visages et notre parcours étaient connus.

Les premiers rendez-vous furent vite pris, les premières analyses rondement menées pour vérifier si nous étions toujours « éligibles ». La machine a vite été relancée.

Pour ce second enfant, l'atmosphère était beaucoup plus détendue. Nous ne ressentions plus toute cette tension qui nous écrasait lorsque nous cherchions à avoir notre premier enfant. Nous n'attendions plus les résultats des analyses en tremblant de peur, nous n'avions plus le sommeil troublé par le doute. Stanislas nous rappelait chaque jour que la PMA fonctionnait pour nous, et que l'obstination finit toujours par payer.

La petite sœur de Stanislas est finalement arrivée le 27 août 2012, après un parcours PMA sans faute, et une grossesse sans problème. La petite Clémence est adorable, très éveillée ; frère et sœur s'entendent à merveille (avec quelques disputes de temps en temps, évidemment) !

L'été ils investissent le jardin, dans lequel nous avons installé balançoire, toboggan, petite maison d'enfant. Les beaux jours, pendant le week-end, nous les accompagnons dans leurs jeux. Quand nous arrivons à nous dégager quelques minutes de liberté, mon épouse et moi les regardons jouer ensemble, tout simplement. On ne s'en lasse pas, et personnellement, j'ai encore parfois du mal à réaliser que c'est réel.

Certains disent qu'on oublie la PMA une fois que les enfants sont là. Mais la PMA est toujours dans notre esprit, volontairement ou pas.

La PMA est toujours dans notre esprit, parce que de notre dernière tentative dont est née Clémence, il reste trois embryons, conservés par l'hôpital de Poissy. Chaque année depuis sa naissance, nous recevons un courrier qui nous demande quels sont nos projets en ce qui les concerne. Plusieurs options : agrandir la famille, détruire, donner, conserver… Mais la conservation ne peut pas dépasser 5 ans. De belles soirées de discussion et de réflexion en perspective.

La PMA est toujours dans notre esprit, parce que j'entretiens la flamme au travers de ce livre, mais aussi au travers d'un Blog (http://www.peremalgretout.com) et d'une page Facebook PMA à laquelle se sont abonnées plusieurs centaines de personnes. J'y publie des liens sur le sujet de la PMA, mais j'écris aussi des billets dans mon blog, sur différents sujets tirés de notre propre expérience

Je reçois aussi beaucoup de messages privés via la page Facebook, de personnes me racontant leurs espoirs et leurs doutes. J'essaie d'écouter, et de redonner espoir ; pas toujours simple.

Mon profil « d'homme qui témoigne sur la PMA » n'est pas passé inaperçu. Au moment de la parution du livre « Père malgré tout », j'ai eu plusieurs sollicitations, auxquelles je n'ai pas forcément répondues, par prudence.

L'émission « Les maternelles » par contre, est l'une des préférées de mon épouse. L'équipe a pu évoquer notre histoire à plusieurs reprises : au travers du livre, du blog, et d'un témoignage dans la partie « reportage » de l'émission, où l'on me voit mon fils et moi.

Je suis aussi allé sur le plateau de l'émission témoigner sur mon besoin de « transmettre l'histoire de ma famille », un besoin difficile à satisfaire quand on apprend que potentiellement, on ne peut pas avoir d'enfants. Toutes les images sont disponibles dans le site, à l'adresse http://tele.peremalgretout.com.

Dans la première version de ce livre, j'expliquais que je ne savais pas par quels mots terminer mon récit. Et puis, c'est mon fils qui avait trouvé le mot final, un beau jour de juillet 2011, en nous disant pour la première fois, à l'occasion d'un câlin mémorable « je t'aime papa, je t'aime maman ».

L'aventure PMA est difficile, compliquée, douloureuse. Mais avec le recul, j'ai le sentiment que nous avons vécu au travers de cette expérience une sorte de rite initiatique pour devenir parents.

Une épreuve qui nous permet de mesurer aujourd'hui, même quand la patience est mise à rude épreuve au cours de la vie quotidienne, à quel point être parents est une chance, et à quel point il ne faut jamais, jamais renoncer à son rêve.

Rendez-vous sur
http://www.PereMalgreTout.com